« RÉPONSES »

Collection créée par Joëlle de Gravelaine,
dirigée par Nathalie Le Breton

Dr DANIEL BALLESTEROS

SE SOIGNER, C'EST S'ÉCOUTER

Repérer et décoder les signaux avant la maladie

ROBERT LAFFONT

ISBN 978-2-221-13948-6

À Françoise, ma femme,
Céline et Laurence, mes filles,
pour leur patience pendant mes recherches
et leur soutien pendant l'écriture.

Avec toute mon affection.

Préface

Les médecins que nous avions formés dans les années 1960 et qui commençaient une pratique de médecine générale nous ont dit, en grand nombre, qu'ils n'y reconnaissaient pas notre enseignement. Le docteur Ballesteros était de ceux-là. Presque tous constataient que les progrès spectaculaires de la médecine, le plein temps hospitalier, la modernisation non moins spectaculaire des CHU avaient plutôt creusé le fossé qui séparait la science et la pratique. Il s'est ensuivi un effort collectif dans l'enseignement initial et post-universitaire, aidé par l'introduction au sein de la Faculté d'un département de médecine générale.

Le docteur Ballesteros s'est investi autrement. Pendant près de trente ans il a accumulé les notes sur ses patients. Même s'ils venaient pour une pathologie connue, un diabète par exemple, ils se plaignaient de troubles qui n'avaient pas d'écho dans l'enseignement universitaire : une fatigue durable et inexpliquée, des douleurs, surtout du dos ou du ventre, des vertiges et des maux de tête, des infections respiratoires à répétition, des allergies supposées. Il s'est beaucoup intéressé à l'abord direct du corps, découvrant des raideurs, des points douloureux, des contractures que rien n'explique en médecine allopathique mais qu'éclairent d'autres pratiques.

Les patients craignent qu'on découvre un cancer. Si on leur parle de troubles psychosomatiques, c'est comme si on leur disait qu'ils n'ont rien, que c'est un mal imaginaire. Ils souhaitent plus d'explorations pour trouver à tout prix une maladie et son traitement. Mais on ne trouve le plus souvent rien, ou des petites anomalies inattendues qui inquiètent et appellent encore d'autres examens. Cela coûte cher et les organismes sociaux contrôlent les dépenses engagées par les médecins. Il faut faire quand même une ordonnance. Il n'est pas facile qu'elle soit courte.

Le constat est donc que le vécu des patients ne coïncide pas avec ce qu'enseigne la médecine officielle, marquée historiquement par la méthode anatomoclinique : une médecine d'organes, de maladies démontrables et de traitements spécifiques à chaque maladie. Cela a des retombées négatives en culpabilisant les jeunes médecins qui se sentent si éloignés de l'*evidence-based medicine*, en favorisant la surconsommation médicale et surtout en ne satisfaisant pas les patients.

Que font les patients devant ces déceptions ? Ils cherchent ailleurs. Le médecin le plus scientifique voit avec consternation que son épouse a recours aux compléments alimentaires, aux régimes de toutes sortes, aux gymnastiques orientales, à la psychologie positive, l'ostéopathie, l'homéopathie, l'acupuncture, la sophrologie, le shiatsu. Il finit parfois par y venir.

Cette litanie de symptômes à partir desquels on ne parvient à fonder aucun diagnostic, le docteur Ballesteros a préféré la nommer la « maladie inconnue ». Cette dénomination sous-entend qu'il y aurait une certaine unité qui échappe à la médecine allopathique.

Il s'est tourné vers d'autres abords du corps qui ont été occultés au siècle des Lumières par l'enthousiasme pour la raison, puis par la croyance, maintenant bien assagie, dans la science et les techniques. On trouve dans ce livre une vulgarisation des médecines asiatiques, mais aussi de ce qui dans la science contemporaine n'est pas fragmenté en organes et qui est dit pour cette raison « systémique » : la neurologie, l'immunologie, le système nerveux neurovégétatif, le fonctionnement du tissu conjonctif. Dans leur diversité, ces abords différents du corps paraissent trouver une unité avec la physiopathologie des émotions, qui est au cœur même de ce livre.

Les émotions sont étudiées scientifiquement, en particulier par la psychologie et la neurologie. Elles naissent dans la partie centrale du cerveau, mais ne s'expriment et ne sont perçues que dans le corps qu'elles impliquent biologiquement et mécaniquement de façon systémique (globale). Le psychisme se trouve aussi dans le corps, des effets favorables et défavorables ont une place importante dans le vécu et probablement aussi dans la genèse des maladies reconnues par l'allopathie. On peut trouver un lien avec les médecines orientales, très axées sur le rééquilibrage des émotions, des énergies.

Quelques cas observés dans mon entourage ont stimulé mon intérêt.

Ainsi une hypertension artérielle traitée avec un résultat insuffisant et des effets secondaires par deux médicaments associés a cédé complètement. L'arrêt progressif de toute médication allopathique a été possible en quelques semaines, faisant disparaître les effets secondaires fâcheux. On sait que l'hypertension dite « essentielle » est pour une part de cause émotionnelle (c'est bien ce qui est dit ici) et que sa disparition quand elle survient n'est que temporaire. Il y a cinq années de recul.

J'ai été plus encore impressionné par la disparition complète de migraines invalidantes qui duraient depuis plus de quarante ans. Mais le rééquilibrage a duré trois ans. Ne cherchez pas la granule qui guérit la migraine.

Bien entendu des cas isolés n'ont pas de valeur de preuves.

L'ambiance de la consultation du docteur Ballesteros est celle de la médecine de famille. Une vraie écoute, un examen clinique approfondi puisqu'on compte très peu sur les examens complémentaires. On y trouve réunies l'acupuncture, l'homéopathie, la mésothérapie, et aussi des manipulations corporelles qui font penser à celles d'un ostéopathe ou d'un excellent kinésithérapeute plein de curiosité. C'est à l'évidence un travail de médecin qui saura dépister les maladies relevant de l'allopathie et décider de la meilleure attitude. Les informations sur le patient sont tirées de ce qu'il dit de sa subjectivité, et de l'examen clinique à la recherche non d'organes malades mais de tensions et contractures, de points douloureux.

La thérapeutique est très déroutante parce qu'on est à l'opposé des traitements spécifiques par maladies. Il s'agit de traiter un individu singulier porteur de symptômes qui sont une expression personnelle de ses troubles. Le but est surtout de traiter le terrain tel qu'il apparaît dans la physiopathologie des émotions. Ainsi deux personnes qui viennent apparemment pour la même chose recevront des traitements différents. Cela ne facilite pas l'obtention de preuves. Ce traitement est nommé « vitalothérapie ». Il se fait en partie pendant la consultation. L'ordonnance est essentiellement homéopathique.

Il s'agit ici d'un travail transdisciplinaire, c'est-à-dire que les différentes théories et les pratiques, au lieu de se juxtaposer (ce qui serait de la multidisciplinarité), se fondent en constituant une nouvelle entité. Cela ne peut se faire que par l'effet unificateur d'un long travail sur le corps dans les conditions particulières de la médecine générale. C'est selon moi primordial. Il ne s'agit pas ici d'une théorie qui exclurait toutes les autres. Au contraire elle les inclut. Il n'y a aucune intolérance. Ce n'est pas non plus une théorie abstraite : l'observation des patients y est bien plus importante que le raisonnement.

Il n'y a pas d'exclusion de la médecine allopathique en ce qui concerne les pathologies bien répertoriées qui à l'évidence la nécessitent. En revanche quand il s'agit de traiter la « maladie inconnue », on évite de s'engager dans des traitements allopathiques. On renonce à traiter d'office les émotions gênantes par les médicaments du psychisme, les douleurs par les antalgiques. On contourne les longues ordonnances qui finissent par associer les médicaments de chaque symptôme.

Mais cela va plus loin. Ainsi une hypertension artérielle dite « essentielle » peut répondre très bien à la vitalothérapie. On évite alors les effets secondaires des antihypertenseurs, ainsi que des effets collatéraux non perçus qui gênent l'action du nouveau traitement. L'arrêt des médicaments est fait progressivement et sous contrôle. Au contraire, l'association est souhaitable pour rendre meilleure la tolérance d'une chimiothérapie anticancéreuse.

Les transplantés rénaux que je suivais en consultation avaient souvent en plus la « maladie inconnue », et on pouvait craindre que cela nuise à la régularité du traitement antirejet.

Ce livre est le condensé de l'expérience tirée d'une longue pratique en médecine générale avec la volonté de mieux satisfaire les patients et aussi les médecins confrontés à une litanie de symptômes qui déroutent la médecine allopathique. Outre qu'ils sont très dérangeants, ces troubles peuvent être le prélude de dégâts organiques dont on espère empêcher l'apparition en agissant sur le terrain.

L'utilisation de moyens thérapeutiques très variés, qui échappent à la médecine allopathique, est devenue extrêmement répandue. On peut être reconnaissant au docteur Ballesteros de s'en être approché avec une curiosité très ouverte et d'avoir tenté de les relier par une théorie explicative, selon la physiopathologie des émotions. Sa pratique est marquée d'usage et de raison, après un long voyage dans de nombreux savoirs.

Professeur Philippe Bagros,
ancien professeur de néphrologie,
ancien chef de service au CHU de Tours

Introduction

« Ne voyez-vous pas ce que crie la nature ?
Réclame-t-elle autre chose que, pour le corps,
l'absence de douleur et pour l'esprit, un sentiment
de bien-être, dépourvu d'inquiétude et de crainte. »

LUCRÈCE

Sylvie, première consultation

— Docteur, j'ai mal partout, je suis stressée, j'ai l'impression que mes muscles du cou se chevauchent. J'ai une douleur qui descend le long de mon bras avec des fourmillements dans la main droite ; je suis fatiguée et j'ai souvent envie de pleurer.

Instantanément ses yeux s'embuent de larmes, qu'elle tente de refouler et essuie d'un geste nerveux. En face de moi Sylvie vient de débiter, sans reprendre son souffle et sans que j'aie eu le temps de poser la moindre question, cette litanie de malaises intérieurs.

Je l'observe un court instant. La trentaine active, elle est posée au bord de la chaise, comme pour s'excuser d'être là, et semble prête à repartir à tout moment.

— Cela fait longtemps que vous ressentez ces symptômes ?

— Oui, longtemps.

Mais elle n'osait pas en parler, cela lui semblait normal, et puis il ne faut pas trop « s'écouter » sinon on ne ferait rien. Certes il y a les enfants, les collègues de bureau qu'elle n'aime pas trop, la chef de service autoritaire, le mari gentil mais souvent absent à cause de son travail. Rien de bien méchant. Pendant qu'elle parle, son visage reste figé, ses yeux expriment une lassitude et une tristesse profondes. Ses épaules sont relevées, son dos légèrement voûté comme si une menace planait au-dessus de sa tête. Les jambes sagement croisées, le poing droit serré sur son mouchoir en papier, elle me paraît plus en survie que vraiment en vie. Sur sa main gauche une marque rouge et craquelée. Elle surprend mon regard :

— Oui, c'est une plaque d'eczéma qui va et vient, qui ressort parfois, je ne sais pas pourquoi.

— C'est lorsque vous êtes anxieuse ou énervée ?

Elle fronce les sourcils, semblant réfléchir un instant. C'est difficile parfois d'avouer sa souffrance intérieure.

— Je ne sais pas... peut-être. Quand ça me démange trop, je mets une pommade à base de cortisone que m'a conseillée mon dermatologue ; ça me soulage les jours où je l'applique mais dès que j'arrête, l'eczéma revient au bout de quelques jours et parfois plus important qu'avant, et je suis obligée de recommencer. Je n'en vois pas la fin...

J'avoue que je ne comprends toujours pas cette façon de soigner, par l'application de pommades à base de cortisone, l'eczéma en particulier et de nombreuses maladies de peau en général. J'aimerais que l'on m'explique la valeur de tels traitements qui sont le plus souvent voués à l'échec, car ainsi on ne s'attaque pas à la cause principale des dermatoses qui est bien souvent, comme nous le verrons plus loin, d'origine émotionnelle. La peau est le miroir de l'âme. Ces traitements ne sont pas de la médecine, c'est de l'« effaçothérapie ».

La poitrine bloquée, Sylvie respire à peine. J'ai envie de lui dire de se laisser aller, de poser son dos contre le dossier de la chaise, d'exprimer ses émotions. Mais je sais que ce serait en vain, elle s'est depuis trop longtemps enfermée dans sa forteresse. Elle décroise les jambes et, les genoux serrés comme une petite fille sage, elle lâche :

— J'espère que ce n'est pas grave, docteur. J'aimerais tellement ne plus souffrir de mon corps. J'ai aussi parfois des migraines, mais elles ne sont pas trop fortes en ce moment, j'ai connu pire. Et à la mauvaise saison j'ai des rhumes qui n'en finissent pas, qui me tombent sur la poitrine, je tousse alors tout l'hiver. Ah, j'oubliais, j'attrape souvent des angines, quel que soit le temps.

— Et le sommeil ? Dormez-vous bien ?

— C'est très haché, je me réveille souvent. Je n'ai pas l'impression de vraiment me reposer.

— Vous vous sentez déprimée ?

Elle laisse échapper un sanglot et ne répond pas.

— Vous avez des ballonnements, des douleurs, des spasmes dans le ventre ?

Secouant à peine la tête affirmativement, elle jette un coup d'œil rapide à sa montre et le silence s'installe. Sentant sa gêne et son impatience, je lui propose de passer dans la salle de soins. Peut-être que son corps sera plus bavard.

Enfermée dans ses certitudes, la médecine actuelle traverse une crise grave. Le budget de la Sécurité sociale explose et il n'y a jamais eu autant de malades. Par une curiosité de l'histoire, la découverte de la pénicilline et de la cortisone, dans la première moitié du siècle dernier, a balayé toute autre vision thérapeutique, ne laissant en place que la médecine allopathique ou médecine chimique, qui devait apporter la solution à tous nos maux. Le réveil est douloureux. Certes les progrès diagnostiques liés à la technologie de pointe sont impressionnants. La chirurgie et la réanimation réalisent des miracles, mais la médecine quotidienne reste le parent pauvre de cette démarche qui se veut scientifique. Sans compter les scandales à répétition montrant que la plupart des médicaments allopathiques actuels sont soit inefficaces, soit dangereux.

Confronté à des maux dont il ne saisit pas toujours le sens ni l'origine, le malade se trouve désemparé. Et le médecin, malgré des efforts louables, ne peut apporter la réponse adéquate, avec son arsenal thérapeutique, aux inquiétudes de santé de ses patients. Surmédicalisés et surdiagnostiqués, ces derniers ne comprennent pas pourquoi ils souffrent toujours des mêmes troubles et pourquoi, malgré les traitements conseillés, les maladies l'affectent toujours autant.

Allongée sur la table d'examen, raide, presque au garde-à-vous comme un bon petit soldat de la vie qu'elle est, Sylvie, le regard fixe, attend mon diagnostic. L'abdomen est bloqué, semblant verrouillé de l'intérieur, et la cage thoracique ne bouge pas (comme nombre de gens, elle vit pratiquement en apnée). Les réflexes sont vifs, et les muscles du cou et des épaules très raides donnent au haut du corps l'aspect d'un portemanteau rigide.

— Je vais vous faire une séance d'acupuncture.

— Oui, mais qu'est-ce que j'ai ?

— Rien de grave.

— Pourtant je souffre. Ne me dites pas que je n'ai rien.

— Je n'ai pas dit ça.

— Oui, je sais. On me dit que c'est la tête, que je suis bonne pour le psychiatre, ou qu'il faut que je me secoue. J'y suis allée, chez le psychiatre. Tant que je prenais ses médicaments, j'avais moins mal, mais je me sentais bizarre, je n'étais pas moi-même. Alors j'ai tout arrêté et mes problèmes sont revenus.

Coincé derrière son ordinateur, malmené par les réformes successives et les contrôles de plus en plus tatillons de la Sécurité sociale, le tout sous l'œil inquisiteur du Conseil de l'ordre, le médecin n'a plus d'autre solution pour « survivre » dans ce carcan administratif que de suivre les règles thérapeutiques édictées par les autorités médicales (ce qu'on appelle les « références médicales opposables » ou « consensus thérapeutique»), et largement influencées par le lobbyisme, très actif, des laboratoires pharmaceutiques. En dehors de ce système, point de salut... et parfois beaucoup d'ennuis.

Seulement voilà, de l'autre côté du bureau du médecin se trouve un patient de chair et de sang qui ne comprend pas pourquoi il souffre toujours autant, malgré cette mécanique administrative très bien huilée. *Que la médecine serait jolie... s'il n'y avait pas de malades*, s'il n'y avait que de beaux ordinateurs, dans lesquels on entrerait de magnifiques données, de super-programmes. Une médecine virtuelle en somme, une console de jeu médicale où la guérison viendrait à tous les coups, où les maladies iatrogènes (maladie occasionnées par les traitements médicamenteux) et nosocomiales (contractées dans les hôpitaux et les cliniques) n'existeraient pas. Le meilleur des mondes médicaux en quelque sorte.

Il faut sortir de cette pensée unique et de cette médecine stéréotypée. Le modèle actuel est archaïque, sclérosant et non innovant, aussi bien dans la recherche clinique que dans la recherche thérapeutique. Ce sont les mêmes recettes qui nous sont proposées depuis de trop longues années. Nous sommes des perroquets qui répètent des connaissances depuis longtemps dépassées.

Je me sentirais bien désarmé et bien triste si je n'avais, dans ma pratique quotidienne, que la médecine universitaire pour réponse. Car si nous connaissons une amélioration de l'espérance de vie – qui semble pourtant régresser actuellement, notamment aux États-Unis – davantage due au progrès de l'hygiène et de la médecine néonatale (médecine des premiers jours de la vie), nous constatons a contrario, que les maladies sont de plus en plus fréquentes. L'âge actuel, en France, où l'on vit en bonne santé n'est que de soixante-deux ans. Vous auriez grand-peine à me citer dix personnes en bonne santé, sans plaintes physiques ni psychiques, dans votre entourage immédiat. L'hypermédicalisation du moindre mal, l'hyperinterventionnisme et l'hyperchimie auraient-ils entraîné le contraire de l'effet escompté : la bonne santé ? La question mérite d'être posée quand on constate de plus en plus de maladies iatrogènes, causées par un arsenal médicamenteux de plus en plus agressif et difficile à maîtriser. Comme l'écrit Aldous Huxley : « La médecine a fait tellement de progrès que plus personne n'est en bonne santé. »

— Sylvie, savez-vous ce qu'est une émotion ?

— Oui, enfin je crois. C'est lorsque l'on est ému ou triste ou en colère.

— Mais encore ?...

Étonnée par ma question, elle ne sait que répondre.

— Où ressentez-vous ces émotions ?

— Dans mon corps, bien sûr. Soit ça me serre la gorge, soit ça me fait battre le cœur ou me donne mal au ventre.

— Et si ces émotions se répètent et que vous ne pouvez pas vous en libérer, que se passe-t-il ? Elles restent enfermées en vous et vous rendent malade. C'est exactement tous les symptômes que vous m'avez décrits tout à l'heure. Vous avez intériorisé vos émotions et elles ne peuvent plus sortir, parce que vous avez bloqué votre corps et votre esprit, en ne vous donnant pas le droit de vous exprimer. Oui, je sais, dans le monde moderne actuel, si nous voulons garder notre place et notre statut social, nous sommes obligés d'avaler quelques couleuvres. Cela ne nous empêche pas de chercher à comprendre ce processus d'intériorisation émotionnelle, afin de trouver l'origine de nos troubles et y porter remède.

— Mais c'est impossible de toujours dire ce que l'on pense et d'exprimer son mécontentement.

La laissant réfléchir à ces évidences, je palpe ses pouls et plante quatre aiguilles sur les points situés sur l'abdomen, l'oreille, le poignet et le genou. Et j'entreprends ce que j'appelle le « rééquilibrage émotionnel acupunctural » (REA) : tout en stimulant ces petits implants métalliques, je masse certains méridiens et points d'acupuncture ainsi que les zones de blocages abdominaux ou thoraciques. De petites régions rouges apparaissent à divers endroits, signe que les tensions commencent à se relâcher. Peu à peu j'enlève les différentes aiguilles. Pour accentuer le relâchement, je demande à Sylvie d'accomplir cinq respirations profondes, qui me permettent de travailler plus avant la détente du diaphragme et de l'abdomen.

— Vous sentez-vous mieux ?

Elle ouvre les yeux et met un instant à répondre.

— Oui, je me sens déjà plus détendue et j'ai envie de bâiller.

Ce qu'elle fait sans retenue.

— Mettez-vous à plat ventre, s'il vous plaît.

Je cherche les tensions du cou et des épaules, que

je trouve sans peine, si j'en juge par les réactions de ma patiente.

— N'ayez pas peur, je ne vais pas vous faire mal.

Je pratique des étirements sur les muscles raides et endoloris, ainsi que des massages sur les points d'acupuncture, nombreux dans cette région. Je poursuis cette exploration et ce traitement sur l'ensemble du dos, ainsi que sur les membres supérieurs et inférieurs. Les taches de rubéfaction qui jalonnent mon parcours thérapeutique attestent que la séance est terminée.

— Comment vous sentez-vous ?

— Je me sens toute molle et un peu flottante. Pendant votre séance j'ai eu un tremblement intérieur avec une impression de froid et maintenant j'ai chaud.

— C'est bien. Cela veut dire qu'on a commencé à casser les « cuirasses » physique et psychique dans lesquelles vous vous étiez enfermée jusque-là, et qui vous faisaient souffrir. Votre organisme est en train de se rééquilibrer. Je vais maintenant rédiger votre ordonnance.

Face à des tableaux cliniques qui ne débouchent sur aucun diagnostic de maladie dûment répertoriée, le médecin parle de « symptômes biomédicalement inexpliqués » ou de « plaintes somatiques chroniques sans explication médicale ». Il prescrit alors quelques remèdes anti-symptomatiques, quelques tranquillisants ou neuroleptiques, en priant pour que cela soit efficace. Car il n'en est pas sûr, échaudé par les nombreux échecs qu'il a essuyés dans ce domaine. Pourtant, face à ces troubles très fréquents, une explication existe, et une démarche thérapeutique nouvelle et originale peut être mise en place.

Assis à mon bureau, je l'entends se rhabiller lentement. Elle réapparaît avec un léger sourire aux lèvres, les traits du visage et le corps plus détendus. Une fois qu'elle est assise devant moi, je lui explique ma prescription, faite d'homéopathie, de phytothérapie et de compléments nutritionnels.

— Ces remèdes vont vous permettre de prolonger le bienfait de cette séance, en traitant le terrain émotionnel, source de tous vos maux.

Sylvie partie, je saisis un cahier bleu dans le tiroir de mon bureau. Je l'appelle mon « carnet de bord » non parce que je suis navigateur, mais parce que j'y collige, tout simplement, les faits marquants des consultations du jour, les idées et les pensées médicales qui me viennent à l'esprit, les gestes et conseils thérapeutiques les plus efficaces. Tout cela constitue la matière qui vient nourrir ensuite ma réflexion, mes consultations, mes séminaires, mes conférences... et ce livre.

J'aimerais maintenant vous raconter l'histoire qui peu à peu s'est mise en place dans ce carnet, et qui me passionne depuis près de quarante ans. L'histoire d'une maladie inconnue que tout le monde a, car il ne peut pas en être autrement, mais complètement ignorée de la médecine classique, entrevue par certains médecins quoique jamais étudiée, développée et mise en évidence dans le parcours pathologique comme je vais vous le montrer. Vous découvrirez ainsi qu'il n'existe qu'une seule et unique maladie, cette fameuse maladie inconnue, et que toutes les autres pathologies ne sont que des variantes aggravées de cette dernière.

J'aimerais vous raconter aussi l'histoire d'une nouvelle médecine, respectueuse de l'être humain, sans effets secondaires et pourtant terriblement efficace. Je l'ai nommé la « vitalothérapie », la médecine de la vie, mise au point pour guérir la maladie inconnue et les pathologies qui en découlent.

J'aimerais enfin vous raconter le coup de théâtre qui a bouleversé ma vision de la médecine, lorsque j'ai compris le sens de la maladie et son vrai rôle dans notre parcours de vie. Alors la maladie inconnue s'est révélée encore plus intéressante que je ne le pensais.

I

Une curieuse
et
très présente maladie

1

Stupeur et questionnement

Il disait que je n'étais pas malade, donc je n'avais rien. Tels sont les médecins qui jugent de la réalité des choses en fonction de leur propre connaissance, qui est incertaine.

Jean-Jacques ROUSSEAU

Où l'on s'aperçoit, dans l'apparent désordre des symptômes présentés par la plupart des patients, qu'il existe, semble-t-il, un ordre, une entité clinique qui aurait échappé à la sagacité de la médecine classique, et qui serait le chaînon manquant de la pathologie.

Constat et prise de conscience

Existerait-il plusieurs sortes de maladies ? Celles que l'on étudie dans les livres médicaux universitaires, et celles que l'on rencontre, au quotidien, dans les cabinets médicaux ? C'est ce curieux sentiment qui m'habitait en cette nuit pluvieuse d'hiver 1973 alors que je revenais de mon tout premier remplacement de médecin.

Pratiquement rien de ce que j'avais vu ou entendu ne correspondait à l'enseignement de la Faculté. Ces gens étaient porteurs de mille maux, mal étiquetés, mal définis. Ils me décrivaient longuement, et avec force détails, des spasmes, des douleurs, des états de malaise qui ne correspondaient vraiment à rien sur le plan organique. Ils me montraient des kyrielles d'examens et de radiographies soigneusement conservées qui ne révélaient aucune anomalie ou très peu. Rien de vraiment significatif. Et pourtant ils souffraient. Mais de quoi ? Certes, parfois, un diagnostic de maladie dûment référencée par la médecine classique pouvait être posé, mais c'était rare. Le reste du temps, ce n'était que litanie de signes cliniques difficiles à faire entrer dans le cadre habituel de la pathologie.

Il vous est aussi peut-être déjà arrivé de ressentir des symptômes physiques assez répétitifs (palpitations, spasmes digestifs, brûlures gastriques, douleurs musculaires, maux de tête, vertiges, fatigue inexpliquée, etc.) qui vous inquiétaient particulièrement, et pour lesquels vous avez consulté votre médecin. Quelques paroles réconfortantes plus tard, et après vous être vu remettre une ordonnance censée vous soulager, vous vous retrouviez, dans un délai plus ou moins long, avec les mêmes problèmes et les mêmes interrogations. Retour chez le généraliste. Après des examens complémentaires, et un éventuel recours à un ou plusieurs spécialistes, on vous a à nouveau rassuré, en vous disant que vous n'aviez rien – ce qui, évidemment, ne vous rassurait pas du tout –, que cela passerait, ou qu'il faudrait vivre avec. De toute façon on ne pouvait plus rien pour vous. Vous n'aviez qu'à consulter éventuellement un psychologue ou un psychiatre, si le cœur vous en disait. Tout ce parcours s'est accompli, bien sûr, sans déboucher sur le moindre diagnostic, laissant subsister vos interrogations, vos inquiétudes, et vos troubles. À ce stade, soit vous vous êtes résigné, en prenant quelques médicaments au plus fort des crises, soit vous avez cherché une réponse en dehors de la médecine classique.

Où est le traitement ?

Les patients rencontrés au cours de mes consultations prenaient des traitements qui auraient dû, logiquement, les soulager, mais qui n'avaient guère d'effet. J'avais beau en changer, toujours en suivant les conseils des livres de thérapeutique classique, le résultat n'était guère probant. Sans compter les effets secondaires, parfois plus invalidants que les troubles de la maladie censée être soignée. Les visiteurs médicaux devant lesquels j'évoquais ce problème me répondaient, immanquablement, que tout traitement actif avait forcément des désagréments et qu'il fallait évaluer le rapport risque-bénéfice pour le patient. Je compulsais alors, avec inquiétude, le *Vidal* – le « grand livre rouge » des médicaments allopathiques –, et j'étais effaré de constater que si les indications thérapeutiques du médicament prenaient de deux à quatre lignes, les effets secondaires, contre-indications, mises en garde, précautions d'emploi, effets indésirables, interactions médicamenteuses et surdosages possibles couvraient plusieurs pages écrites très fin. Cela ne me convenait pas du tout. Pour moi un traitement devait être efficace et sans danger pour l'organisme. C'était, me semblait-il, la moindre des choses.

Dans un grand trouble intérieur, s'écroulaient deux dogmes, que l'on m'avait consciencieusement instillés jusque-là : un malade = une maladie dûment connue ; une maladie = un médicament qui guérit.

De retour à l'hôpital, je constatais avec étonnement que la plupart de mes patients me confortaient dans ma récente « découverte ». Soit ils étaient toujours porteurs des multiples signes cliniques déjà décrits, soit ces derniers s'étaient quelque peu amendés mais, à ce moment-là, une maladie organique, reconnaissable cette fois par la médecine classique, était apparue. Coexistaient alors la maladie classique et une forme plus ou moins atténuée de la maladie inconnue. Lorsque je leur demandais dans quelles circonstances ils avaient ressenti ces tout premiers symptômes gênants, très fréquemment ces patients me répondaient soit spontanément, soit après réflexion qu'ils étaient apparus à la suite de chocs émotionnels, problèmes familiaux ou professionnels. À partir de là, le plus souvent, leur santé s'était dégradée.

La nouvelle médecine

J'en étais certain, une autre façon de penser la médecine, plus simple, plus humaine et plus proche de mes aspirations, existait. Il me restait à découvrir le «chaînon manquant», la maladie inconnue, et la nouvelle thérapeutique capable de la guérir. Mais ce n'était ni à la Faculté ni à l'hôpital que je devais aller me former. Empêtrée dans les explications biochimiques ou génétiques de la pathologie, cachée derrière une multitude d'appareils de diagnostic, plus sophistiqués les uns que les autres, la médecine avait tout simplement oublié en chemin l'observation toute basique du patient plongé dans son environnement social, source de son équilibre ou de ses tourments. De plus, conditionnée par la seule logique thérapeutique des laboratoires pharmaceutiques tout-puissants, elle ignorait, magistralement, d'autres approches de soins.

Sylvie, deuxième consultation,
quelques semaines plus tard

— Comment allez-vous, Sylvie, depuis notre dernier rendez-vous ?

Bien souvent, le patient, comme les hommes politiques, ne répond pas directement à la question posée, sauf s'il ne va pas mieux, auquel cas il le dit tout de suite. Par superstition, par refus de constater la bonne évolution, parce que c'est la nature humaine ou par pudeur, que sais-je, il évoquera autre chose, de préférence négative. Sylvie ne fait pas exception à la règle.

— Au début, j'ai eu du mal à suivre correctement votre traitement. Avec tout ce que j'ai à faire, s'astreindre matin et soir à prendre vos petites granules, c'est pas facile, j'ai raté quelques prises.

L'expérience prouve qu'il faut accepter cet état de fait et attendre tranquillement, en reposant sa question d'une autre façon, qu'un dialogue positif se mette en place. J'avise sa main qui semble moins rouge.

— Votre eczéma a l'air d'aller mieux, dites-moi. Il semble être en train de sécher.

Elle ne peut que le constater... avec toutefois une autre restriction. C'est étrange comme les patients ont du mal, parfois, à accepter que leur état de santé puisse s'améliorer.

— Oui, ça me démange moins... mais c'est tout récent et si je m'énerve après mes enfants ça me gratte à nouveau. Par contre... (elle réfléchit un instant, comme si elle venait soudain de se rendre compte de quelque chose qui lui avait échappé jusque-là), il me semble que je mets moins de pommade à la cortisone.

Ne nous laissons pas décourager, continuons l'interrogatoire. Comme je le dis souvent à mes étudiants, jamais de paroles négatives ni de sautes d'humeur de la part du médecin pendant la consultation. J'ai trop entendu de récits de patients marqués durablement par un discours péjoratif de certains thérapeutes pour tomber dans ce travers. Il convient d'aller chercher ce qui va bien ou mieux, pour pouvoir ainsi construire une base sur laquelle on pourra asseoir la guérison future.

— Vos douleurs du cou et du haut du dos ?

— Ah, là, je me sens moins raide et le matin je ne suis plus bloquée comme je l'étais auparavant.

Ayant mis une restriction sur sa guérison à travers l'eczéma, Sylvie peut se permettre maintenant d'énoncer des choses plus positives sur son état de santé. Profitons-en pour aller plus loin.

— Émotionnellement, comment vous sentez-vous ? Vous êtes nerveuse, anxieuse, un peu déprimée encore ?

Son regard se tourne vers le haut, comme si elle examinait son cerveau, et après un court instant de réflexion son visage, assez figé jusque-là, s'illumine quelque peu.

— Je me sens un peu mieux. J'ai moins de vertiges et ma boule dans la gorge et le ventre me laisse plus souvent tranquille. Et je crois... que je suis moins anxieuse et que je prends les choses différemment au travail et à la maison. (Elle tourne à nouveau les yeux vers le haut.) Je me suis aperçue que... ce qui, avant, me stressait et m'énervait, par exemple les remarques pas toujours justifiées de mon chef de service ou les contrariétés de mon mari, me touchait beaucoup moins... et je me suis surprise à ne plus culpabiliser et... à ne pas m'en rendre malade.

— Sylvie, c'est normal. Le traitement d'homéopathie émotionnelle de personnalité que vous prenez a pour but de vous permettre de prendre du recul et de relativiser les événements afin qu'ils vous touchent moins, car, bien souvent, vous vous « preniez la tête » pour des choses qui n'en valaient pas la peine.

— Si seulement c'était vrai.

Combien de fois ai-je entendu cette remarque ou son équivalent, « Touchons du bois ». J'y suis maintenant habitué mais j'avoue qu'au début, cette réflexion me laissait quelque peu pantois. J'avais du mal à comprendre ce qui se cachait derrière. J'ai fini par supposer que si le patient n'exprime pas sa peur que l'amélioration ne soit que temporaire, le fait que le traitement homéopathique émotionnel, que nous étudierons plus loin, puisse transformer positivement sa personnalité paraît impossible. Ce mécanisme est non seulement inconnu de la médecine classique mais encore moins recherché, alors que, comme nous le verrons également plus loin, la seule façon de guérir vraiment passe par l'évolution personnelle et une nouvelle interprétation, non anxiogène, des événements –, qui se fait naturellement avec la nouvelle médecine que je propose. Si nous restons dans nos anciens travers et conceptions de la vie, nous ne pouvons que perpétuer notre état maladif ou rechuter. De plus, que n'a-t-on pas dit sur cette pauvre homéopathie : que, bien sûr, elle était inefficace, et que si par hasard elle était efficace, elle mettait très longtemps à agir. Cette dernière idée traîne dans tous les cerveaux. Tout cela est évidemment faux : son action thérapeutique existe et elle est même, bien souvent, plus rapide que l'allopathie de la médecine classique. J'en ai fait maintes fois l'expérience.

— C'est non seulement vrai, dis-je à Sylvie, avec une pointe d'ironie, mais c'est signe que le traitement fait l'effet désiré.

— Vous en êtes certain ?

— Tout à fait certain.

Sentant Sylvie encore assez sceptique, je n'insiste pas. Je sais que peu à peu elle assimilera cette notion. Je l'invite donc à passer dans la salle de soins.

Effectivement, le cou et le haut du dos sont moins tendus et la tête moins rentrée dans les épaules. Il reste quelques tensions au niveau du diaphragme et de l'abdomen, que je traite par une nouvelle séance d'acupuncture et des manipulations viscérales. Puis j'explique à Sylvie que je vais faire évoluer son traitement homéopathique de la dernière consultation, en montant les dilutions de ses remèdes, les passer de 9 CH à 15 C ou 30 CH, par exemple, pour consolider le résultat obtenu ; d'autre part je vais lui prescrire Coca 15 CH pour augmenter la confiance en soi, qui vient de se faire jour, ainsi qu'Arsenicum album pour faciliter la guérison de son eczéma – sur lequel surtout elle ne devra plus mettre de cortisone. Sur ce dernier point je ne sais pas si je serai entendu : c'est tellement plus facile d'effacer, temporairement, le problème par une pommade...

— Sylvie, je vais également continuer votre drainage du foie, car je sens encore en vous une certaine colère. Vous êtes d'accord ?

— Oui, je ressens une colère dont je n'avais pas trop conscience jusque-là. Mais pourquoi prendre quelque chose pour le foie ?

— Pour la médecine chinoise le foie est l'organe de la colère, il convient donc de le réguler ; sans compter qu'il joue un rôle important dans tous les métabolismes de l'organisme et que c'est bon de le drainer de temps à autre.

— Je comprends. D'ailleurs, je me sens parfois barbouillée et certains plats un peu gras passent mal. Je ne savais pas que c'était ma colère qui me faisait ça !

Nous nous quittons sur cette note d'humour enfin revenu. Nous nous reverrons quelque temps plus tard pour refaire le point.

Le « chaînon manquant » : deux études

La médecine actuelle commence tout juste à s'apercevoir qu'effectivement une partie de la pathologie échappe à sa compréhension. Ainsi, une étude parue le 5 novembre 2003 dans le très sérieux *Concours médical*, mensuel de référence de la médecine classique, à propos des « plaintes somatiques chroniques sans explication médicale » titre : « Un médecin déçu et un malade frustré ».

Le médecin est déçu, dit l'article, parce qu'il n'y a pas d'explication logique, identifiable ou mesurable, face à certains symptômes présentés par le patient, malgré de nombreuses investigations complémentaires, et que les différents essais thérapeutiques symptomatiques ont échoué, ou ont été mal supportés et arrêtés ; le médecin a l'intime conviction que le ou les symptômes sont dans ce cas de nature psychologique, mais ne peut faire partager cette conviction et doit faire face aux demandes de prolongation d'arrêt de travail.

Le malade est frustré parce qu'il est persuadé qu'il y a une cause médicale à trouver et il interprète l'échec des investigations et celui des thérapeutiques comme un argument supplémentaire d'une nature organique ; il est prêt à envisager une intervention chirurgicale ou des gestes traumatisants pour des anomalies incidentes (incidentalomes) mises en évidence par des explorations multiples.

Cet article essaie ensuite de donner, selon les spécialités concernées, un nom à cette maladie inconnue :

— Rhumatologie = fibromyalgie.

— Pathologie infectieuse = fatigue chronique post-virale.

— Cardiologie = douleurs thoraciques non angineuses.

— Pneumologie = syndrome d'hyperventilation.

— Neurologie = céphalées de tension.

— Gastroentérologie = intestin irritable, dyspepsie non ulcéreuse.

— Gynécologie = douleurs chroniques pelviennes.

— Allergie = syndrome de sensibilisation multiple.

— Stomatologie = syndrome algodystrophique de l'articulation temporomaxillaire ou SADAM.

Cette étude demande également aux médecins de nommer cette problématique des patients aux symptômes biomédicalement inexpliqués :

— « Troubles psychosomatiques » (34 %).

— « Troubles fonctionnels » (30 %).

— « Troubles de somatisation » (10 %).

— « Troubles de conversion » (7 %).

— « Troubles somatoformes » (5,5 %).

— « Troubles psychosociaux » (3,5 %).

— Autres » (10 %).

Une autre étude, parue dans la *Revue du praticien. Médecine générale* du 1er mars 2004, est une enquête d'opinion auprès des médecins généralistes du réseau de maîtres de stage et généralistes enseignants de la région de Lyon. Elle s'intitule « Symptômes biomédicalement inexpliqués », et montre que le nombre de consultations portant sur ces symptômes varie sur une semaine de moins de 10 % chez 19,5 % de médecins à moins de 25 % chez 50 % d'entre eux et à plus de

75 % chez 2 % de ces derniers. Je pense que si les praticiens étaient davantage formés à la recherche de cette pathologie, ces pourcentages seraient nettement plus élevés.

Cette étude se poursuit, elle aussi, par une tentative de donner un nom à cette pathologie :

— « Troubles de somatisation » pour des plaintes somatiques multiples et chroniques débutant avant trente ans, avec retentissement important sur la vie de tous les jours et demande de traitement ; le patient présente quatre symptômes douloureux, deux symptômes digestifs, un symptôme sexuel, un symptôme pseudo-neurologique (non lié à un abus de substance, à une affection organique, à un trouble factice ou à une simulation).

— « Troubles de conversion » pour des symptômes ou déficits neurologiques (y compris épilepsie) sans affection médicale organique, liés à des facteurs psychologiques (conflits, stress), et avec souffrance cliniquement significative.

— « Troubles douloureux » pour des douleurs dans une ou plusieurs localisations anatomiques, avec souffrance cliniquement significative, associée à des facteurs psychologiques, avec ou sans affection médicale sous-jascente.

— « Hypocondrie » dans le cas d'une préoccupation centrée sur l'idée d'avoir une maladie grave, et d'une interprétation erronée de symptômes physiques malgré un bilan médical rassurant.

— « Peur d'une dysmorphie corporelle » pour une préoccupation concernant un défaut imaginaire de l'apparence physique.

Ce cortège de signes cliniques, d'apparence bénins, mais en réalité invalidants, n'a toujours pas trouvé, comme on dit en médecine, son « cadre nosologique », c'est-à-dire sa définition en tant que maladie distincte, permettant ainsi d'être identifiée clairement et de classée par rapport aux autres pathologies. Pourtant ce cadre nosologique existe.

En résumé

Nous sommes ainsi face à une curieuse situation. Il existe incontestablement une maladie qui gâche la vie d'une majorité de patients chez lesquels, pourtant, on ne trouve pratiquement aucune anomalie, ou si peu, lors des nombreux examens complémentaires, et qui échappe le plus souvent aux thérapeutiques classiques.

Cette pathologie a un coût social et financier énorme dû aux arrêts de travail, consultations multiples, prises de sang, radiographies, scanner, IRM et traitements inadéquats à répétition. À ce rythme-là, le trou de la Sécurité sociale n'est pas près d'être comblé.

La médecine actuelle n'est pas du tout adaptée à ce type de pathologie : elle est trop lourde et la plupart du temps n'a pas vraiment d'action thérapeutique ; elle se contente d'effacer les symptômes les plus criants, qui, bien sûr, reviennent le plus souvent de façon aggravée, dès l'arrêt du traitement allopathique.

Je vous propose donc de partir à la recherche de cette maladie inconnue. Mais pour cela il convient, tout d'abord, de comprendre comment réagit un organisme face à la vie et à son environnement, car c'est dans cette confrontation que va apparaître le premier indice de cette pathologie : l'émotion.

2

Homo emotionus

Où nous apprenons que nous sommes habités par un curieux personnage qui d'un côté perturbe notre esprit et martyrise notre corps, et de l'autre se propose de nous guider dans le dédale de la vie, pour notre plus grand bien. Étonnant paradoxe.

L'intelligence des émotions

Depuis mon installation en tant que médecin, quand je suis face à un patient, j'ai l'impression qu'il n'est pas vraiment lui-même, qu'il est dominé par une entité qui le tient sous sa coupe, l'empêchant d'apprécier la vie et entretenant son mal-être. C'est comme si le bonheur était à portée de sa main et qu'une force intérieure lui interdisait son libre accès. Prisonnier de lui-même, il ne peut développer ses capacités et ressent une souffrance qui le mène souvent sur la voie de la pathologie.

Son geôlier c'est l'émotion, avec son cortège d'anxiétés, de peurs, de colères contenues ou non, qui transforme l'*Homo sapiens*, l'homme pensant et raisonnable, en *Homo emotionus*, l'homme émotionnel. Empêtré dans ce carcan, le sujet ne voit la vie qu'à travers ce prisme déformant, et il se résigne, peu ou prou, à subir cet état de mal-être, qu'il anesthésie parfois avec des tranquillisants, des anxiolytiques ou des antidépresseurs, mais aussi avec l'alcool, le tabac et autres dépendances.

La maladie inconnue trouve son ferment dans cet emprisonnement émotionnel, et dans l'acceptation de l'« esclavage » induit par ce dernier.

Exercice

Asseyez-vous au calme dans votre fauteuil préféré. Arrangez-vous pour être seul avec vous-même, et attendez quelques instants que le calme se fasse en vous...

Réfléchissez maintenant : avez-vous le sentiment de ne pas toujours dominer les différentes situations de votre vie qui se présentent régulièrement à vous et de réagir comme si vous étiez en « pilote automatique » ? Comme si l'on avait programmé en vous des réactions toutes faites qui, a priori, ne paraissent pas vous appartenir en propre ?...

Vous réalisez, j'en suis sûr, que parfois, si vos réactions avaient été plus en adéquation avec ce que vous êtes vraiment, vous n'auriez pas connu certaines souffrances ni incompréhensions et peut-être seriez-vous resté en bonne santé.

Mais l'émotion c'est aussi Janus, dieu romain aux deux visages opposés. Car, contrairement à ce que nous pouvons penser de prime abord, nous ne sommes pas victimes de nos émotions, nous ne savons pas nous en servir, voilà tout. Les émotions, en réalité, sont faites pour nous aider, nous éviter les chausse-trappes et détecter exactement ce qui nous convient ; en quelque sorte pour trier le bon grain de l'ivraie.

En effet, à chaque instant, nous sommes plongés dans un bain d'informations en provenance de notre environnement, de notre psyché et de notre corps. Bien souvent, nous n'avons pas conscience de ce fourmillement, de ce foisonnement de perceptions, pris que nous sommes par la vie courante. Soudain – et cette soudaineté est importante –, dans ce « bouillon de culture », un événement, un fait, un signal va déclencher en nous une réaction étonnante, l'émotion. C'est elle qui attire brusquement notre attention sur une information pouvant porter atteinte à notre intégrité physique ou psychique, ou montre un décalage entre nos aspirations profondes et la situation qui se présente. Elle permet ainsi l'adaptation et le changement nécessaires à la vie. Les émotions sont intelligentes.

Le rôle des émotions

Pour bien comprendre le rôle bénéfique des émotions, prenons l'image d'un voilier. Le navire, c'est l'homme, avec ses voiles hissées, prêtes à se gonfler au moindre vent. Le vent symbolise les informations et les événements qui se succèdent, sans discontinuer, autour de nous. Et c'est le barreur, donc l'émotion, qui va permettre d'agir sur le gouvernail pour éviter les écueils ou saisir les opportunités qui se présentent. Grâce à son action, c'est le courant de la vie qui passe en nous, et nous mène où nous devons aller.

En effet, étymologiquement, le terme « émotion » se compose du verbe latin *motere*, qui signifie « mouvoir », et du préfixe *ex*, indiquant un mouvement vers l'extérieur. L'émotion est une force qui naît à l'intérieur de soi et nous pousse à agir pour notre plus grand bien. Elle nous dit qui nous sommes et nous met en relation avec le monde. Elle est la bouée de sauvetage de l'homme dans son parcours de vie.

J'ajouterais que l'émotion est un excellent moyen de communication entre les êtres. Le ton de la voix, les expressions faciales sont autant de messages, non verbaux, trahissant notre état émotionnel, et qui peuvent être décodés par notre entourage.

L'émotion n'est pas notre ennemie mais notre amie. Elle est là pour nous aider. Elle est bonne par nature, et nous n'avons qu'à en éviter le mauvais usage, et à en contrôler les excès. À nous de la comprendre, et de l'apprivoiser pour notre plus grand bien.

Émotion, quand tu nous tiens

Définissons donc précisément l'émotion : c'est un trouble psychosensoriel, ou sensation psychique particulière et soudaine (anxiété, peur, colère par exemple) qui va durer peu de temps, pour ne pas empêcher la lecture continue des informations qui nous parviennent sans cesse, et va nous ramener immédiatement dans l'instant présent, nous mettant, par conséquent, en éveil et en alarme ; ce trouble est perçu, instantanément, dans l'ensemble du corps (accélération cardiaque, sueurs, tensions musculaires etc.) et va agiter notre esprit, perturber notre raison ou au contraire les aider, pour le changement et l'adaptation.

Nous pouvons dire alors, avec certitude, que ce qui anime notre corps et nous rappelle sans cesse que nous sommes vivants, c'est l'émotion.

La genèse émotionnelle : notre humeur

On confond, bien souvent, les émotions avec les sentiments, les passions ou même l'affection. De plus, on en énumère une liste importante, alors que, comme nous venons de le voir, il en existe une définition précise, qui en limite le nombre. Il convient donc de déterminer les émotions de base qui nous habitent et qui correspondent à la définition ci-dessus.

Nous avons en tous un « bruit de fond », un murmure intérieur, c'est-à-dire une sensation de base qui va en quelque sorte être le ferment, l'humus sur lequel va se bâtir l'émotion. C'est un niveau subliminal de perception de soi et de la vie qui est en nous (la conscience de soi) et de la sensation d'être (la conscience d'exister). Cet état, nous pouvons le qualifier de « cénesthésique ». La cénesthésie est un « sentiment vague que nous avons de notre être, indépendamment du concours des sens ».

La résultante globale de la perception à bas bruit de toutes ces micro-informations présentes en nous détermine notre humeur. Antonio Damasio[1] nomme ce ressenti les « états d'arrière-plan du corps ». Ils sont moins variés que les émotions ; ni très positifs ni très négatifs, ils sont surtout perçus comme plaisants ou déplaisants. Selon toute vraisemblance, ce sont ces états infra-émotionnels que nous ressentons la plupart du temps au cours de notre vie, plutôt que des émotions à proprement parler.

Cet état de base détermine donc notre humeur, toile de fond de notre vie quotidienne, perçue par nous-mêmes et par les autres. Cette sensation s'étend sur de longues périodes, ponctuées, de temps à autre, par de petits sursauts de conscience plus aiguë des moments que nous vivons.

Et soudain, l'émotion...

C'est alors qu'une information, venue de notre milieu intérieur (une douleur physique par exemple), de notre psyché (une pensée négative, une idée stressante) ou de notre environnement (une mauvaise nouvelle, un bruit intense ou un spectacle inhabituel), va brusquement attirer notre attention et nous tirer de notre ronronnement intérieur. Instantanément, l'état cénesthésique de fond disparaît, et se déclenche alors une émotion (peur, colère, énervement par exemple).

---

1. Damasio A., *L'Erreur de Descartes. La raison des émotions*, Paris, Odile Jacob, 1995, p. 195.

Elle sera associée, systématiquement, à une tension corporelle plus ou moins importante, avec accélération cardiaque, augmentation du rythme respiratoire, tensions musculaires, etc. Cette réaction sera de courte durée, paroxystique, induisant des modifications biologiques et comportementales qui nous préparent à l'action.

Seul cet ensemble de manifestations répond vraiment à la définition de l'émotion.

Julien va tous les matins à son travail de comptable sans stress particulier. Il connaît bien son métier, et ne se pose pas de questions particulières sur son avenir immédiat. Il pense bien sûr à passer éventuellement son diplôme d'expert-comptable et envisage un jour de devenir ainsi son propre patron en ouvrant un cabinet.

Mais ce matin, une certaine agitation l'attend à son bureau : le service dans lequel il travaille depuis cinq ans va être supprimé et son travail confié à une société extérieure. À cette nouvelle, Julien ressent immédiatement de l'anxiété, avec des battements cardiaques et des tensions au niveau du cou et du ventre qu'il n'avait plus éprouvés depuis l'époque de ses examens de comptable. Que va-t-il devenir si on le licencie ? Sa femme attend un deuxième enfant et il vient d'acquérir un appartement. Ses doutes et son questionnement associés à ses troubles physiques dureront et s'amplifieront jusqu'au jour où, après en avoir discuté avec son épouse et ses proches, il décide, enfin, de passer son diplôme d'expert-comptable et de s'installer avec un ami associé, qui le sollicitait depuis longtemps. Il est, depuis, très heureux de développer son savoir-faire auprès d'une nouvelle clientèle. Son anxiété et ses tensions corporelles ont disparu comme par enchantement. Son émotion l'a ainsi poussé à se questionner sur son avenir et à changer de cap, pour son plus grand profit.

Combien d'émotions ?

La nature est ainsi faite que, dans le chaos apparent des choses, il existe toujours un ordre et une base simples, expliquant la multitude des aspects perçus. C'est valable pour les émotions. Combien d'émotions fondamentales nous habitent, dans le fatras émotionnel qui est le nôtre ? Selon les auteurs, leur nombre varie de six à dix.

Dans la culture occidentale, Aristote est le premier à se pencher sur ce problème. Dans la *Rhétorique*, il décrit ces « états d'esprit » particuliers que les Grecs désignent par le terme de « passions », sans en donner le nombre exact, mais qui comptent entre autres la colère, la crainte, la honte. Descartes, dans *Les Passions de l'âme*, cite les « six passions simples et primitives » : admiration, amour, haine, désir, joie, tristesse. Darwin, quant à lui, considère qu'il existe six émotions fondamentales : la joie, la surprise, la tristesse, la peur, le dégoût et la colère. De nos jours, Paul Ekman énumère la joie, la surprise, la colère, la peur, la tristesse, le dégoût, le mépris ; Carroll Izard y ajoute l'intérêt, la honte et la culpabilité.

Pour essayer de répondre plus précisément à cette question, une étude très importante a été menée par Frijda, Markam, Sato et Wiers en 1995. Elle consistait à demander à des individus de onze nationalités différentes (la majorité des pays de l'Europe de l'Ouest, plus le Canada, l'Indonésie, le Japon, le Surinam et la Turquie) de citer, en cinq minutes, autant de mots définissant pour eux l'émotion. Dans ce large panel s'est dégagé un consensus tout à fait remarquable : les termes « joie », « tristesse », « colère », « peur » et « amour » se retrouvaient dans toutes les listes et figuraient en tête dans presque tous les cas.

Le premier indice

L'émotion est donc le premier indice sur le chemin de la maladie inconnue. En effet, toutes les informations qui nous parviennent sans cesse, à travers nos cinq sens, sont donc décodées par notre système de veille émotionnelle. Si ce dernier juge l'événement dangereux ou contraire à nos aspirations, il va déclencher une alarme qui va retentir dans notre corps tout entier. Seraient-ce les prémices de la pathologie inconnue que nous recherchons ?

3

La dynamique émotionnelle et les organes

Seule l'émotion permet d'atteindre la vérité.

Hector BERLIOZ

Après le doute, la certitude

Comme je le faisais depuis plusieurs années, j'avais adressé à quelques confrères susceptibles d'être intéressés par mon enseignement le programme des séminaires que j'organisais sur ma nouvelle vision de la médecine : la médecine émotionnelle ou vitalothérapie. Et un matin de septembre, je reçus une lettre recommandée du conseil de l'Ordre des médecins départemental me priant de me rendre un mois plus tard à la Domus Medica pour m'expliquer sur un document me concernant. Lorsque je m'y présentai, je vis que le président avait dans ses mains le programme de mes cours, accompagné d'une lettre d'un de mes destinataires demandant à notre instance ordinale de se pencher sur le cas de ce médecin qui proposait une si curieuse médecine.

Après m'avoir observé un court instant, le président me demanda, sur un ton mi-moqueur mi-condescendant : « Pouvez-vous nous expliquer comment vous prétendez soigner vos patients de maladies fonctionnelles ou même physiques en traitant leurs émotions ? »

Il me semblait tellement évident, pour tout médecin ayant un tant soit peu pratiqué son art, que la maladie quelle qu'elle soit était bien souvent, au départ, d'essence émotionnelle que l'énormité de la question du président me laissa sans voix.

Je fis donc un immense effort pour répondre le plus calmement possible :

— Pour moi, on a trop longtemps séparé le corps de l'esprit en médecine. C'est pour cela que l'on traite habituellement les effets physiques des maladie, sans se soucier des causes profondes, qu'il faut chercher, bien souvent, dans le tissu émotionnel, dans toutes les mémoires qui nous habitent. Ces dernières vont peu à peu perturber le physique et donner la maladie telle qu'on l'entend en médecine classique. La pathologie est dans l'émotionnel et c'est lui qu'il faut traiter pour soigner des malades et non pas des maladies.

À la lourdeur de l'ambiance, je me dis que je n'avais visiblement été ni entendu ni compris. C'était bien sûr le cas, vu la teneur de la question suivante :

— Parlez-nous donc de l'énergie vitale, reprit le président d'un ton narquois, tout en feuilletant ostensiblement le livret de la convention de l'Ordre des médecins où sont colligées les « bonnes pratiques médicales » que tout médecin doit respecter, sous peine de déconventionnement.

Je savais que cette question était le piège absolu. L'utilisation, en thérapeutique, du terme d'« énergie vitale » entraînait automatiquement la suspicion de dérive sectaire.

Dans un silence glacial, je répondis que cette notion était utilisée, depuis la nuit des temps, aussi bien en acupuncture chinoise que dans toutes les médecines anciennes comme vecteur thérapeutique. De plus, les dernières découvertes en biophysique montraient que des courants électromagnétiques parcourent effectivement le corps.

Sans aucun commentaire, on me signifia que mon audition était terminée, et que l'on me convoquera à nouveau si besoin. Le « besoin » se fit effectivement sentir deux autres fois. Je passai ainsi d'abord devant le conseil de l'Ordre régional, puis national, et fus interdit d'exercice pendant un mois... en juillet. Ce qui me valut de prendre mes vacances ce mois-là au lieu du traditionnel repos aoûtien.

La certitude

Dès les premières consultations, le moral et la détermination revinrent au grand galop. En effet, ce n'était pas parce que le conseil de l'Ordre avait décidé que l'émotion ne jouait aucun rôle dans la pathologie que je devais m'en persuader. La réalité quotidienne au cabinet était tout autre. J'avais la certitude que l'émotion jouait au contraire un rôle de premier plan dans l'apparition de la maladie inconnue. Mes recherches bibliographiques sur les neurosciences me le confirmaient chaque jour, tout comme les nombreux interrogatoires effectués auprès de mes patients.

Les patients

Amélie, dix-huit ans, se plaignait, depuis plus de deux ans, de douleurs cervicales, de vertiges, de manque de force dans les membres inférieurs, de perte de sensibilité au niveau des mains, de maux de tête le soir, sur un terrain anxieux et irritable. Tout cela suite au divorce de ses parents et un départ en pensionnat. Elle avait fait diverses radios et examens qui n'avaient, bien sûr, rien mis en évidence. Et malgré un an de psychothérapie et plusieurs traitements allopathiques, elle ne se sentait toujours pas bien et commençait à avoir quelques idées noires et suicidaires.

Pascal, quarante-trois ans, souffrait de lumbagos à répétition, de pesanteurs douloureuses sur les épaules, d'états nauséeux très fréquents – malgré un régime strict – et d'une gêne respiratoire qui l'oppressait, après un licenciement qui l'avait beaucoup affecté. Des anti-inflammatoires, des antalgiques, des tranquillisants et deux infiltrations n'avaient rien apporté de durable.

Enfin, Évelyne, cinquante ans, présentait une allergie en toutes saisons avec éternuements, yeux larmoyants, enrouements et angines à répétition, depuis que son fils unique était parti travailler aux États-Unis. Elle était angoissée et pleurait pour un rien. Des tests allergiques n'avaient montré qu'une banale sensibilité à la poussière de maison. Une longue désensibilisation, des traitements répétés par antibiotiques et cortisone, ainsi que des antidépresseurs au long cours n'avaient que temporairement amélioré son état.

L'encouragement inattendu

Avez-vous remarqué que, parfois, le destin nous fait de curieux clins d'œil, comme pour nous encourager à nous remettre en action et nous indiquer le chemin que nous devons prendre, alors que tout semblait définitivement perdu ou bloqué ? Le problème est de savoir reconnaître ces instants privilégiés. C. G Jung les a appelés les « synchonicités ». À croire que ce samedi d'avril j'étais ouvert à ces messages.

Je me rendis, comme bien souvent, dans ma librairie habituelle sans idée précise d'achat.

Sur une table dédiée aux livres médicaux, je vis un ouvrage intitulé *Guérir le stress, l'anxiété et la dépression sans médicament ni psychanalyse* écrit par le docteur David Servan-Schreiber[1]. Il faut avouer que beaucoup de livres sortent sur le thème des traitements alternatifs et je me dis ce jour-là que c'en était un de plus. Je le feuilletai négligemment et au fur et à mesure de sa lecture mon intérêt alla croissant. Je sentis alors que cet ouvrage n'était pas comme les

1. Éditions Robert Laffont, Paris, 2003.

autres, qu'il apportait vraiment une pensée nouvelle sur la maladie émotionnelle, une pensée qui allait faire date en ouvrant les esprits à une autre démarche, plus humaine, libérée de Freud et de la chimie. Cela correspondait tellement à mes convictions et au sens de ma démarche thérapeutique quotidienne que je fus agréablement surpris qu'un psychiatre de cette renommée, travaillant sur la neurobiologie des émotions et ayant contribué à fonder puis dirigé le Centre de médecine complémentaire de l'université de Pittsburgh, aille, comme moi, à contre-courant de la pensée unique allopathique. L'accueil condescendant et agressif que je venais de recevoir de la part du conseil de l'Ordre des médecins, ainsi que la sanction qui s'était ensuivie, me parurent, soudain, bien lointains et sans intérêt.

Cet ouvrage me redonna l'envie de reprendre la rédaction de ce livre. Je savais que, contrairement à l'avis des instances ordinales, j'étais sur la bonne voie et que j'avais avec moi, bien que ne l'ayant jamais rencontré, un allié de poids. Il fallait maintenant que je reprenne le cours de ma pensée et mes recherches. Pour cela, je devais d'abord trouver le nombre d'émotions et voir s'il n'existait pas une relation entre elles, car j'avais été frappé par le fait que mes patients pouvaient passer très facilement d'un état d'âme à un autre, de l'anxiété à l'énervement ou du rire aux larmes, par exemple. Cet ensemble devait être relié et dynamique.

Sylvie, troisième et dernière consultation, quelques semaines plus tard

Je n'ai pas le temps de poser la moindre question que Sylvie, à peine assise, me lance d'une seule traite :

— Docteur, je vais mieux et je crois que je suis sur la bonne voie car, sans que je sache pourquoi, mon chef me fiche maintenant une paix royale et je peux à nouveau échanger avec mon mari. Je trouve également les enfants plus calmes.

— C'est normal, Sylvie. Ce ne sont pas les autres qui ont changé mais vous. Votre comportement n'est plus celui d'une victime. À partir de là on vous voit avec un autre regard et on ne se comporte plus en bourreau avec vous. Vous savez, la seule personne que l'on peut changer vraiment et tout de suite, c'est soi-même, et à partir de ce moment les autres autour de soi ont toutes les chances de changer eux aussi. Grâce au traitement, vous avez quitté l'état de « victimite chronique » en chassant votre anxiété et votre colère, et je suis sûr que vos problèmes et vos ressentis physiques se sont, par voie de conséquence, améliorés.

— En effet, je n'ai pratiquement plus ma boule au ventre et à la gorge, et mon eczéma s'améliore sans que je mette de cortisone. J'aimerais que ça continue. Que dois-je faire ?

— Je vais vous expliquer la psychothérapie évolutive que j'ai mise au point. C'est en quelque sorte un « permis de conduire » pour bien mener sa vie qui devrait être enseigné à tout un chacun, pour nous éviter de tomber dans certains comportements préjudiciables à notre santé et à notre relation aux autres.

— Merci, docteur, pour cet enseignement que je vais essayer d'appliquer.

— Non, Sylvie, il ne s'agit pas d'essayer car dans ce cas on risque de ne rien faire.

— Je crois que j'ai compris. Pour approfondir et mieux assimiler ce que vous venez de me dire, je viendrai aux séminaires d'évolution personnelle que vous organisez.

— D'accord, vous serez la bienvenue.

— Merci. Et mon traitement maintenant ?

— Vous terminez simplement celui de la dernière fois, et vous prendrez pour finir des antiradicaux libres, car les stress que vous avez eus, ainsi que la prise de cortisone pour votre eczéma, produisent des radicaux libres préjudiciables à la santé. Je vais également vous prescrire de la spiruline afin de garder une bonne forme.

— Merci, docteur, et au revoir.

— Continuez à bien vous porter.

La philosophie chinoise ancienne

Chaque fois que je me pose des questions sur les fondements de la vie, de la bonne santé et de la pathologie, j'ai pour habitude de me tourner, naturellement, vers les philosophies et médecines anciennes de l'Orient, et notamment la philosophie et médecine chinoises.

Pour ces dernières, tout est dynamisme et harmonie, du cosmos jusqu'à la plus intime de nos cellules.

Et tout est relié, par une même énergie, le *qi*, soumis aux lois cycliques et naturelles. Les émotions étant, comme nous l'avons vu, le « moteur de la vie », la solution à toutes mes questions devait se trouver là.

J'eus, bien sûr, cette réponse, et au delà de mes espérances. Cette philosophie très ancienne, me fit voir notre monde émotionnel sous un angle tout à fait nouveau, enrichit ma compréhension de l'homme et du vivant, et de plus, comme nous le verrons plus loin, me donna une des clefs du traitement de la maladie inconnue. Mais pour cela il convient de comprendre une donnée fondamentale de la médecine chinoise : le cycle des cinq « mouvements ».

Les cinq énergies et les cinq saisons

Les sages anciens chinois avaient mis en évidence, par l'observation de la nature, cinq énergies principales qu'ils nommaient « mouvements », « transformations » ou « éléments ». Elles permettent un équilibre constant de tous les processus vitaux par leurs interrelations continuelles, s'aidant mutuellement en se stimulant ou en se modérant.

Il n'y a pas d'origine vraiment connue de la loi des cinq mouvements ; elle se perd dans la nuit des temps. On présume que la médecine chinoise et sa philosophie taoïste remontent à plus de trois mille ans avant J.-C. C'est justement ce qui nous intéresse, car dans ces temps reculés n'existaient, bien sûr, ni scanner, ni IRM, ni hyperspécialisation médicale trop réductrice. L'homme était étudié d'une manière très holistique (comme un tout), en relation avec tous les cycles

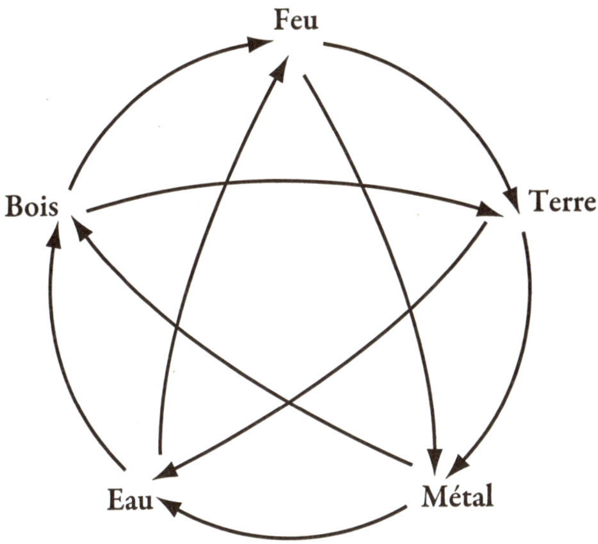

Cycle Cheng (cercle externe) et cycle Ko (étoile interne)

de la nature. Il en était le reflet même et portait en lui tous ces rythmes qui l'animaient tout au long de l'existence. La loi des cinq mouvements est le fruit de ces observations.

Pour la pensée chinoise donc, tout se déroule sur terre, selon un cycle correspondant à l'alternance de cinq saisons (en effet, pour les taoïstes, existe une saison intermédiaire entre l'été et l'automne, que nous connaissons pour notre part sous le nom d'«été indien»). Cycle que l'on retrouve dans la vie des plantes (germination-floraison, fructification, mûrissement-récolte, chute des feuilles, nature au repos), dans le déroulement d'une journée (matin, midi, après-midi, soir, nuit), pour ne donner que ces exemples.

Les différentes étapes de ce mouvement permanent prennent le nom de «Bois», «Feu», «Terre», «Métal» et «Eau». Ces dénominations ont une valeur symbolique et analogique (du grec *analogia* «rapport de ressemblance que présentent deux ou plusieurs choses»). En effet, la philosophie chinoise prête énormément d'importance aux similitudes pouvant exister entre les objets, les événements et tous les faits de la vie terrestre.

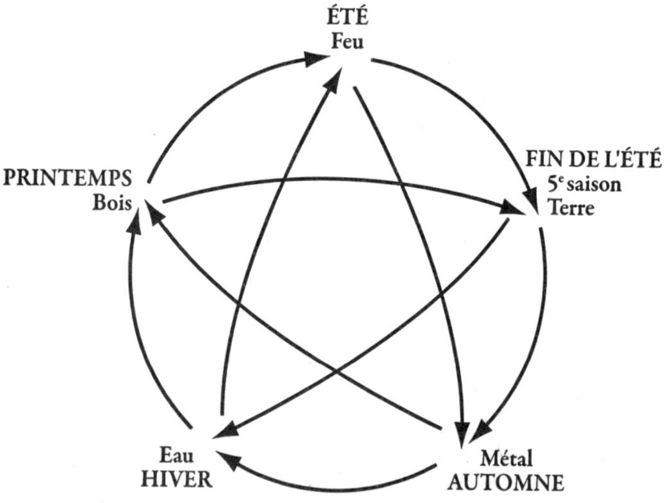

Les cinq mouvements de l'énergie

L'acupuncture sera également basée sur ce concept d'analogie. Ainsi les méridiens et toutes leurs connexions et relations seront copiés, symboliquement, sur le système d'irrigation des terres cultivables. Si ce système est valable pour obtenir de bonnes récoltes, il le sera également pour « cultiver » une bonne santé de l'organisme.

Le cycle énergétique

L'énergie Bois symbolise le point de départ de l'énergie, le début de sa croissance, son expansion première. C'est le printemps avec toutes ses potentialités, la montée de la sève, mais aussi la naissance et tout le devenir d'un nouveau-né.

L'énergie Bois va permettre l'apparition de l'énergie FEU. En effet, d'une façon basique, le bois permet de faire du feu, mais celui-ci est aussi, symboliquement, l'accroissement de l'énergie potentielle contenue dans le bois. Le Feu c'est l'énergie expansive et vigoureuse, c'est l'été dans tout son rayonnement.

Cette énergie va retourner à la terre, qu'elle va retrouver à travers les résidus fertiles de la combustion. Les cendres ayant l'aspect de la terre sont le symbole de la couche végétale nourricière. C'est l'énergie Terre, la fin de l'été, l'été indien, l'énergie stabilisatrice qui empêche l'énergie Feu d'aller trop loin, de s'autodétruire, de se consumer trop rapidement. C'est la maturité.

Elle donnera l'énergie Métal, qui représente toutes les matières nutritives, le Feu dans la Terre. Mais également tous les minerais – le cuivre, l'or, l'argent par exemple – qui permettent de construire nombre d'objets, et sont de plus des oligoéléments indispensables à la bonne santé de l'homme. C'est l'automne, la rentrée des récoltes, la richesse que l'on a mise à l'abri, comme la terre a mis à l'abri ses métaux et nutriments pour que l'homme s'en serve plus tard.

Mais pour que le cycle de création se perpétue, il faut de l'eau. C'est l'hiver, il pleut, les nappes phréatiques se remplissent, pour ensuite alimenter l'irrigation de la terre et les arrosages prochains. Mais l'eau est aussi énergie car, pour se servir correctement des métaux, il convient de les faire fondre. Ils prennent alors un aspect liquide, avant de se solidifier à nouveau, seul ou avec de nouveaux composants. C'est le moment du retour sur soi, de la réflexion, le temps où l'on «fond» ses anciennes idées pour en synthétiser de nouvelles, où l'on prépare, durant cette période d'hibernation, les germinations futures, pour un nouveau départ.

Et puis c'est à nouveau l'énergie Bois, symbole d'une naissance nouvelle, d'une renaissance. Mais c'est aussi l'élément bois, car les branches des arbres se remettent à pousser, qui permettront de refaire le feu... et le cycle de création recommencera.

Le cycle d'engendrement et le cycle de contrôle

Les Chinois anciens représentent ce mouvement perpétuel par un cercle et une étoile à cinq branches à l'intérieur du cercle, comme nous l'avons vu plus haut. Le cercle, c'est le cycle Cheng, ou cycle d'engendrement ou d'activation. C'est l'ensemble que nous venons de décrire, avec ses cinq saisons et toutes les analogies étudiées. Or si on laissait ce cycle se perpétuer sans contrôle, il risquerait de s'emballer et de s'autodétruire. Pour éviter cela, il existe le cycle Ko – représenté par l'étoile intérieure – de contrôle ou de domination, qui va justement permettre une modération du système précédent, afin qu'il reste dans le cercle vertueux de la création et de la vie. De la même façon pourrait-on dire que la majorité gouvernementale a besoin d'une opposition pour ne pas aller trop loin dans ses actes, que l'économie mondiale a besoin des banques centrales pour modérer une expansion trop rapide, génératrice d'inflation, ou relancer une croissance qui s'essouffle, l'énergie vitale a besoin d'un contre-pouvoir.

Par exemple, dans le système des cinq mouvements, le Bois contrôle ou domine la Terre en la consumant pour croître (c'est-à-dire en y puisant son énergie et donc en l'épuisant). La Terre contrôle ou domine l'Eau en l'endiguant, en l'absorbant ou en la recouvrant. L'Eau contrôle ou domine le Feu en l'éteignant. Le Feu contrôle ou domine le Métal en le rendant malléable, ou en le fondant. Enfin, le Métal contrôle ou domine le Bois en le coupant.

La conjonction du cycle d'engendrement et du cycle de domination permet à l'ensemble de fonctionner harmonieusement. Quand un élément faiblit, il peut être tonifié par celui qui le suit sur le cercle, et quand il prend trop de puissance, il peut être régulé par celui qui le précède sur l'étoile intérieure. C'est le principe même de l'équilibre vital et de la balance rythmique, qui stabilise le système en continu.

Pour finir, symboliquement toujours, le cercle c'est la Terre, l'étoile intérieure c'est le cosmos. Encore une fois, on retrouve l'idée de base : l'homme est le reflet de l'univers sur terre et il est soumis à ses rythmes.

Selon la philosophie chinoise, si nous tenons compte de ce cycle de transformation des cinq éléments pour bien comprendre la vie dans son déroulement, et pour nous en servir dans chacun de nos actes et comportements, nous aurons une existence harmonieuse et nous nous tiendrons à l'écart des pathologies.

Les cinq émotions de la tradition chinoise

Nous avons tous l'impression d'avoir une kyrielle d'émotions, d'être pris dans un « tissu émotionnel » mal défini. En fait, il existe un nombre limité de familles émotionnelles, ayant chacune un noyau central autour duquel gravitent des nuances. Ces nuances ou variantes sont modulées par l'expérience de chacun, et donnent ainsi une infinité de perceptions émotionnelles personnalisées face à la vie.

La tradition chinoise nous indique quels sont ces cinq noyaux centraux. En effet, à chaque temps du cycle correspond une émotion. Cinq mouvements, donc cinq émotions. Quatre d'entre elles sont évidentes, car déjà citées par de nombreux auteurs (la colère, l'anxiété, la tristesse et la peur) ; la dernière m'a posé problème. C'est à la veille d'un séminaire que je devais animer sur la médecine émotionnelle que cette compréhension s'est faite, car je n'avais pas d'autre alternative que de trouver la solution pour le lendemain. C'est d'ailleurs souvent le cas quand on n'a pas d'autre choix que de trouver, on trouve ; c'est une loi de la nature. C'est ainsi qu'il m'a semblé évident que l'énervement était la cinquième émotion.

Elle n'est citée dans aucun ouvrage, et pourtant elle est fondamentale. Elle fait partie, sans conteste, des émotions, car dans « énervement » il y a « nerf », or l'émotion passe bien sûr par le système nerveux. Sans système nerveux, pas d'émotion. Donc le fait que le système nerveux se mette en « marche » donne l'énervement, première émotion, qui sera présente en permanence dans tout le cycle émotionnel.

Ainsi, dans le cycle des cinq mouvements de l'énergie, la tradition chinoise nous donne la correspondance suivante : Bois = colère, Feu = énervement, Terre = anxiété, Métal = tristesse et Eau = peur.

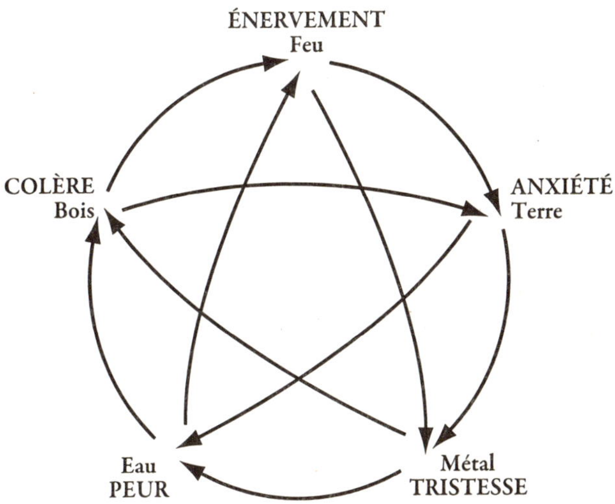

Les cinq mouvements de l'énergie
et les émotions « négatives »

La dynamique émotionnelle

Nous voyons une chose fondamentale : les émotions ne sont pas des structures autonomes. Nous n'éprouvons pas de l'anxiété dans un coin de la tête, et de la tristesse dans un autre ; en réalité, les émotions sont reliées entre elles et interagissent les unes avec les autres. Cela donne un éclairage totalement nouveau sur notre paysage intérieur, et explique la variabilité des humeurs qui nous habitent, ainsi que la difficulté d'authentifier facilement l'état psychique du moment. Mais, d'autre part, cette dynamique est le gage d'un suivi précis et continu de toutes les informations qui nous parviennent, et permet de détecter tout de suite les éléments essentiels à notre « survie » afin de prendre les décisions appropriées.

L'enchaînement et le contrôle émotionnels

Le cycle d'engendrement (le cercle périphérique) ou cycle Cheng sera en quelque sorte le cercle vicieux de l'enchaînement émotionnel. Face à une situation stressante, nous réagissons bien souvent par la colère-Bois : comment cela est-il possible ? Pourquoi moi ? » Elle s'amplifie avec l'énervement-Feu, et atteint alors son paroxysme : « Tous des incapables ! Jamais plus je ne leur ferai confiance ! » Mais on ne peut rester longtemps dans cet état d'agitation, c'est pourquoi cette colère se transforme en anxiété-Terre : « Pourquoi cela m'est-il arrivé ? Que va-t-il se passer maintenant ? » L'abattement va nous gagner avec la tristesse-Métal : « Je suis consterné. Cela me rend malade. Je n'en peux plus. » Et tout se terminera par la peur-Eau : « Cela va-t-il se reproduire ? Aurai-je la force de faire face à nouveau ? » Il nous arrive, bien souvent, de faire plusieurs fois le tour de ce cercle infernal, lors de certaines situations préoccupantes.

Heureusement qu'il existe l'étoile du cycle Ka ou cycle de contrôle. Celui-ci permet un contrôle mutuel des émotions, afin qu'elles ne nous débordent pas et ne deviennent trop dangereuses pour nous et les autres. Ainsi la tristesse-Métal va diminuer l'intensité de la colère-Bois. Laquelle colère, maintenant calmée, va tempérer l'anxiété-Terre et ramener ainsi la pression émotionnelle à une plus juste proportion, favorisant le recul et la réflexion. Cela apaisera, par voie de conséquence, la peur-Eau en la rationalisant. Ce qui éteindra l'énervement-Feu et permettra de recouvrer son calme.

Nous sommes donc sous l'effet conjugué de deux cycles, l'engendrement (Cheng) et le contrôle (Ko), chers à la médecine traditionnelle chinoise. Nos émotions sont activées et régulées en continu, afin de nous rendre le plus performants possible face aux situations qui se présentent. Et cela sans être débordés ni détruits par les informations stressantes qui se présentent et l'impact émotionnel qu'elles génèrent.

Nous verrons ce qu'il en est quand cette magnifique mécanique biologique bien huilée se grippe ou s'emballe.

La sixième émotion et les états émotionnels positifs

Si l'ambivalence des émotions nous fait dire que, même supposées être négatives, elles nous sont nécessaires, il est malgré tout plus agréable d'avoir des émotions vraiment positives. Le problème est qu'il n'en existe qu'une seule qui le sait, répondant strictement à la définition de l'émotion : c'est la joie, manifestation de plaisir plus ou moins contenue, illuminant le visage et distillant dans le corps des ondes agréables. Toujours selon le cycle des cinq mouvements, elle viendra tout naturellement se positionner à côté de la tristesse, dont elle sera le versant positif. Ne dit-on pas, d'ailleurs, «passer du rire aux larmes». Et, vu de dos, il est difficile de savoir si quelqu'un rit ou pleure; son corps est agité par pratiquement les mêmes soubresauts.

Nous pouvons donc dire qu'il n'existe que six émotions véritables : cinq émotions «négatives» ou désagréables (colère, énervement, anxiété, tristesse et peur), et une vraiment positive, la joie. Pourtant nous connaissons, et heureusement plusieurs sortes d'états agréables. Quels sont-ils?

Contrairement aux émotions, les états émotionnels positifs sont des phases qui perdurent dans le temps. Ils n'ont pas la soudaineté des émotions, ils s'installent donc progressivement, et sont présents tant qu'un événement ou une pensée négative ne les interrompt pas. À côté de la colère, nous aurons donc la patience, à côté de l'énervement le calme; à côté de l'anxiété la quiétude et à côté de la peur le courage.

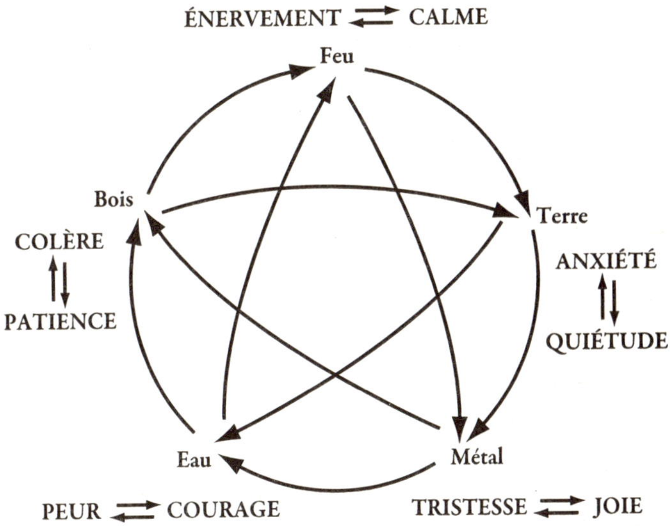

Émotions « négatives » et états émotionnels positifs

Ce cercle vertueux nous donnera sérénité et harmonie. C'est par un travail d'évolution personnelle qui, comme nous le verrons dans la partie pratique, permet le recul et la relativisation (c'est le fameux lâcher-prise) que nous pourrons entretenir ces humeurs positives, gage d'une bonne santé.

La médecine traditionnelle chinoise

La médecine traditionnelle chinoise, vieille elle aussi de plus de trois mille ans, nous enseigne qu'il existe une relation directe entre les émotions et les organes du corps humain. Les médecins actuels ont encore du mal à l'admettre, préférant accuser un quelconque virus au moindre dérangement intestinal, alors que, bien souvent, c'est plutôt de déjeuner en « mauvaise compagnie » qui perturbe la digestion. Même chose pour les affections pulmonaires : toujours ce satané virus, alors que c'est probablement une mauvaise nouvelle qui a perturbé et attristé le patient. Les médecins chinois vont même plus loin : pour eux, les organes sont la cristallisation, la matérialisation de nos émotions et c'est l'organe défaillant qui conditionne notre état émotionnel, et non l'inverse comme on peut le croire traditionnellement.

Les six émotions dans le corps

En médecine traditionnelle chinoise, il existe cinq organes ou *zang* : le foie, le cœur, la rate-pancréas (qui forment, pour les Chinois, une même unité énergétique), les poumons et les reins ; et cinq entrailles ou *zu* : la vésicule biliaire, l'intestin grêle, l'estomac, le gros intestin (le côlon) et la vessie. Ces dix viscères sont couplés en cinq duos, pour former ce que l'on nomme les « loges énergétiques » : foie/vésicule biliaire, cœur/intestin grêle, rate-pancréas/estomac, poumon/gros intestin, rein/vessie. Et ces cinq groupes de viscères vont être les supports de nos émotions :

— foie/vésicule biliaire = la colère ;
— cœur/intestin grêle = l'énervement ;
— rate-pancréas/estomac= l'anxiété ;
— poumon/gros intestin (côlon) = la tristesse et la joie ;
— rein/vessie = la peur.

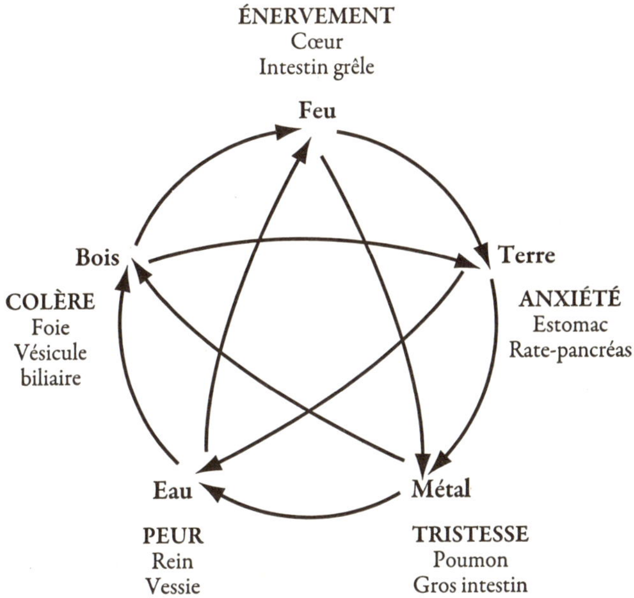

Émotions et organes

Nous voyons donc que non seulement il existe cinq émotions « négatives » et une positive, mais que, de plus, ces émotions correspondent chacune à un organe particulier. Cela démontre la relation émotion-organe dont nous parlerons plus loin.

Une vision holistique

La tradition chinoise, en ne séparant pas le corps physique de la psyché, nous donne ici une vision globale, holistique de l'homme. De plus l'étymologie du mot « organe » (du latin *organum*, « instrument de musique », comme l'orgue qui a la même racine) vient renforcer l'idée selon laquelle la dynamique émotionnelle de la vie joue sa partition à travers nos viscères. Qui n'a pas eu l'estomac noué par l'anxiété, ou le cœur qui s'emballe par énervement ?

La maladie inconnue, nous le verrons plus loin, va trouver son origine dans ce duo émotion-organe, et donner un certain nombre de signes cliniques qui témoignent de ce couple infernal et pourtant nécessaire.

Le système émotionnel de base

La philosophie chinoise présente également les cinq mouvements selon un schéma où la Terre-anxiété se trouve au centre d'une croix, avec les autres émotions à chaque extrémité, reliées en feed-back.

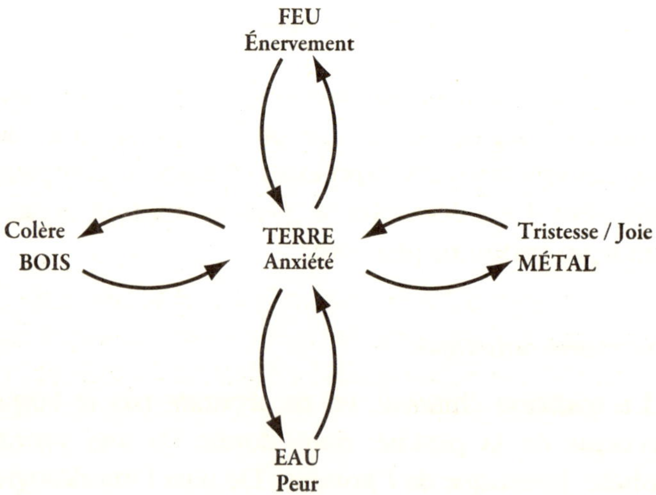

Les cinq mouvements avec l'élément TERRE au centre

Cela met en évidence que l'anxiété est le système de décodage principal de l'environnement. D'ailleurs, lorsque l'on interroge un patient sur ses troubles émotionnels, c'est l'anxiété qui est le plus couramment admise par ce dernier. C'est à partir de cette constatation et de la dynamique des cinq mouvements, que j'ai élaboré le système émotionnel de base, traduction occidentale de la pensée chinoise traditionnelle.

Le point central : l'anxiété

Au centre donc, l'anxiété, notre moyen le plus fin de détection de l'environnement. Elle peut fluctuer de la simple inquiétude à l'angoisse généralisée. On pourrait dire, à l'extrême, que c'est la seule vraie émotion, les autres n'étant que des modalités de cette dernière.

Dans sa définition même, l'anxiété contient bien cette notion de sentinelle. En effet, le dictionnaire nous dit qu'il s'agit d'une « vive inquiétude, née de l'incertitude d'une situation, de l'appréhension d'un événement, entraînant une tension nerveuse ». Une situation inquiète car elle est nouvelle, et peut correspondre à un changement à effectuer, sinon elle ne serait pas identifiée. De plus, elle entraîne une tension nerveuse par la mise en éveil et en action du système nerveux. Nous sommes là au cœur de la « construction » émotionnelle.

Le cercle énervement

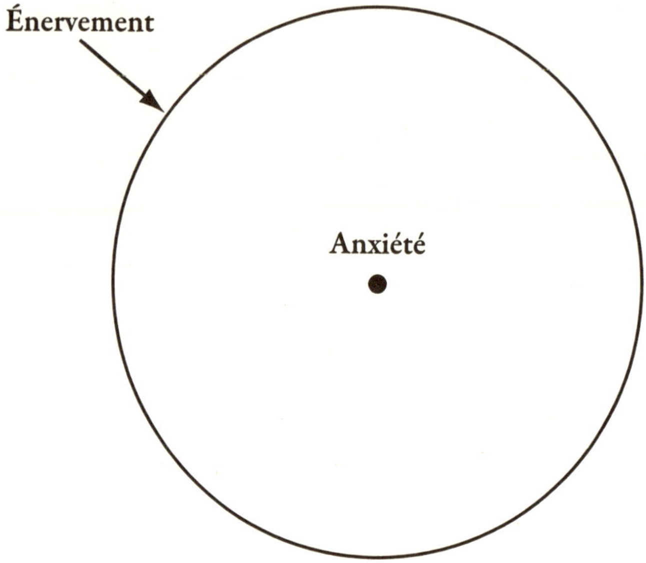

Le cercle émotionnel

L'anxiété va déclencher l'activation du système nerveux dans son ensemble (central, neurovégétatif et périphérique), et qui dit activation du système nerveux dit énervement. Ce dernier est représenté, sur le schéma, par le cercle périphérique.

L'énervement est donc une réaction du système nerveux, qui monte soudain en puissance pour réveiller les capacités d'adaptation du corps et le tenir prêt à toute éventualité. Cela va de l'excitation simple à la surexcitation, avec impossibilité de tenir en place.

Le couple anxiété-énervement suscite à la fois la mise en éveil de notre psyché et la mise en tension de notre corps dans l'attente d'une action éventuelle, état qui sera auto-entretenu par l'anxiété tant que l'information anxiogène n'aura pas disparu. Nous pouvons ainsi dire que la détection de l'information est assurée par l'anxiété et la préparation à l'action par l'énervement. Ce système de décodage ancestral (gage de survie pour nos ancêtres) permet une adaptation « au millimètre » de nos comportements. Nous ne pouvons pas échapper à la dynamique anxiété-énervement propre à la condition humaine ; ils nous sont nécessaires. Acceptons-les et faisons-en bon usage.

Le triangle peur-colère-tristesse

À l'intérieur du cercle se trouve un triangle qui illustre la dynamique des autres émotions.

• La peur : en prenant de l'importance, l'anxiété s'aggrave, devient de la peur, dont elle se différencie par son intensité. Le dictionnaire confirme cette définition : « Sentiment de forte inquiétude, d'alarme en présence ou à la pensée d'un danger, d'une menace. » L'événement entraîne une tension accrue sur le système nerveux. Le sportif ou le cadre supérieur l'expriment fort bien par les expressions « J'ai la pression » ou « On me met une telle pression ». C'est la définition même de *stress,* terme anglais signifiant « pression, force ». Ce mot a été emprunté par Hans Selye, physicien et endocrinologue d'origine autrichienne au domaine de la mécanique. Il définissait jusqu'alors la pression, les contraintes infligées aux métaux. Nous pouvons dire que la peur est de l'anxiété et de l'énervement « compressés », qui exercent sur le corps une tension telle qu'ils le paralysent ou le poussent à l'action pour faire baisser cette pression, par la fuite bien sûr, mais aussi par... la colère.

• La colère : la peur, si l'agent stressant est toujours présent, va se transformer en colère afin de permettre la troisième modalité d'action, la lutte physique ou verbale.

Souvent, avec mes patients, pour symboliser la colère, je prends l'image du ressort qui, sous l'effet d'une forte pression, se contracte, jusqu'à être tendu au maximum. Pour préserver l'intégrité biologique du corps humain, il n'est pas question que les choses restent en l'état. Pour « lâcher le ressort », il existe, certes, la fuite physique (onje part faire un tour ou on va au bout du monde pour fuir ses problèmes), mais aussi la fuite par la colère, sorte de soupape émotionnelle évitant l'intériorisation du stress, source de maladie pour notre organisme.

Il ne s'agit pas de n'importe quelle colère, mais de celle que définit le dictionnaire : « État violent et passager résultant du sentiment d'avoir été agressé ou offensé. » Donc une brusque « sortie » émotionnelle, temporaire, pour rentrer dans la vraie définition des émotions, et non pas des états de violence continus qui, bien sûr, ne sont ni physiologiques ni réparateurs. Bien souvent, quand on se met en colère, on évacue certes la colère du jour, corrélée à telle personne ou telle situation, mais aussi toutes les colères non exprimées au cours du temps. Cela produit parfois des explosions disproportionnées par rapport au stimulus déclencheur.

À l'origine, la colère était destinée à permettre la lutte contre les prédateurs et envahisseurs divers de nos cavernes. Si la peur engendrait la fuite, elle pouvait aussi engendrer le combat, à travers la colère, car nous avons besoin d'une bonne dose d'adrénaline pour nous opposer et nous défendre. De nos jours, elle existe sous forme d'agressivité latente, et parfois se manifeste violemment à cause des peurs, des frustrations et des incompréhensions du monde moderne. Dans l'ancien temps, les fêtes traditionnelles avaient pour but de libérer ces tensions, et instaurer ainsi un nouvel équilibre émotionnel de la population.

J'ai remarqué pour ma part qu'au cours des séminaires d'évolution personnelle que j'anime, ou lors des voyages médicaux que j'organise, arrive toujours un moment où il convient d'évacuer cette agressivité sous-jacente, résultat de la peur et de l'énervement de telles aventures communes. C'est pourquoi, lors de mes enseignements, j'accepte et encourage même, à certains moments, les questions un peu virulentes (certains de mes élèves se reconnaîtront) ; j'y associe parfois soit une activité sportive, soit une relaxation ou une méditation pour faire baisser la pression. Durant les voyages, une petite réunion conviviale le troisième ou quatrième jour pour échanger et plaisanter ensemble sera la bienvenue. Ce sont des petits riens nécessaires pour harmoniser un groupe, et en évacuer les tensions.

Nous pouvons dire que la colère est un acte thérapeutique du fait qu'elle induit une libération du trop-plein émotionnel qui menace notre intégrité physique. Mais il est certain que nous ne devons pas aller jusqu'à la colère destructrice, dangereuse pour soi-même et pour les autres.

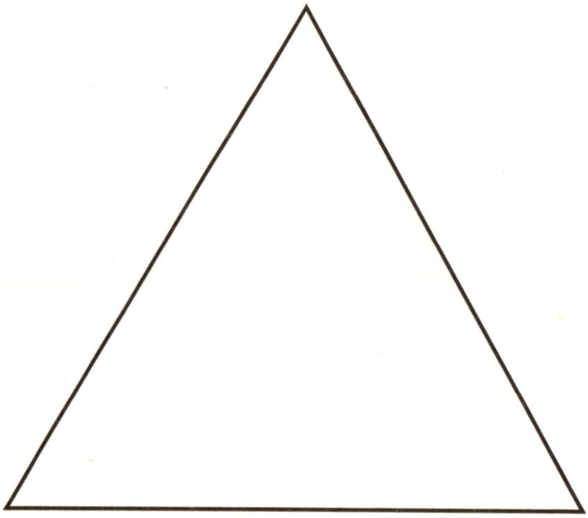

Le triangle émotionnel

• La tristesse : avec cet accès nerveux libérateur qu'est la colère, nous sommes arrivés au sommet du triangle émotionnel. L'intensité ne peut, maintenant, que redescendre, sous peine de causer des dommages graves à l'organisme. C'est là le domaine de la tristesse.

Comme le disait Françoise Sagan, « bonjour, tristesse », mais nous ajouterons, contrairement à l'écrivain, « tu es la bienvenue ». En effet, comme pour la colère, nous pouvons considérer que la tristesse est thérapeutique parce qu'elle impose le retour au calme. Ainsi, pour le dictionnaire, la tristesse est un « état naturel » – car c'est une loi de la nature que l'être humain, après avoir évacué le trop-plein émotionnel par la colère, puisse « se réparer » – ou « accidentel de chagrin ou de mélancolie» – car elle permet les pleurs, eux aussi libérateurs. En effet, il faut accepter les larmes : après on se sent mieux, et on perçoit les choses d'une façon plus sereine. Cette émotion à laquelle la colère va laisser place va de la tristesse encore irritable à la tristesse apathique. Elle nous oblige à ralentir ou à arrêter la vie «courante» (au sens propre et figuré) qui est la nôtre, et qui peut s'avérer destructrice par les anxiétés, les peurs et les colères accumulées qu'elle génère. Qui, par moments, n'a pas connu un ras-le-bol, ou un manque d'envie de faire les «choses de la vie». Contrairement à ce qu'on pense dans ces moments-là («Je suis malade, je ne vais pas bien»), on est en train de «cicatriser» notre esprit et notre corps, car on a franchi la ligne jaune en tirant trop sur la corde». Il faut accepter cet état transitoire, pour pouvoir ensuite repartir d'un bon pied. Bien sûr, si nous allons trop loin dans cette apathie, la tristesse peut déboucher sur la déprime et la dépression. Toujours selon le dictionnaire, cette dernière est un «état pathologique», donc non naturel, «marqué certes par une tristesse, mais aussi par une douleur morale, avec perte de l'estime de soi et ralentissement psychomoteur». Nous ne sommes alors plus dans le cadre de l'émotion comme guide et adaptateur, mais dans la maladie émotionnelle aggravée.

Et la joie ?

«Sentiment de bonheur intense, de plénitude, limité dans sa durée.» Ce caractère spontané et limité dans le temps est bien le propre de la joie. Mais où se situe cette sixième émotion ? Elle se cache derrière la tristesse et ne demande qu'à s'exprimer. Elle va nous remettre sur la voie de la bonne énergie et de l'énervement à bas bruit du cercle du système émotionnel de base, gage de bonne santé. Nous aurons alors une vraie forme physique et morale et nous nous sentirons en vie. La dualité tristesse-joie est donc la seule vraie dualité émotionnelle au sens strict de la définition de l'émotion.

Ainsi le triangle peur-colère-tristesse/joie structure notre psyché en permanence, avec la possibilité de jouer de ces trois cordes dans toutes leurs nuances, pour écrire notre symphonie intérieure ô combien humaine.

Comment ça « marche » ?

Si nous superposons maintenant le cercle et le triangle, nous obtenons le système émotionnel de base dans sa globalité. Lorsque nous ajoutons une flèche qui relie l'anxiété et la peur, et une autre entre la tristesse et l'anxiété, nous obtenons un système dynamique qui montre la relation continue des émotions entre elles.

On peut dire, au vu de ce schéma, que l'anxiété et l'énervement sont les deux émotions de base, les ingrédients qui vont former les trois émotions « négatives », ou désagréables, périphériques. L'anxiété, starter émotionnel, lance l'énervement, qui n'est que l'expression immédiatement apparente de cet état anxieux. À travers ce « stress primaire » (anxiété – énervement), la dynamique du système émotionnel de base est en marche (le cercle périphérique est activé), et les trois autres émotions dites « négatives » (peur, colère, et tristesse) ne seront, en réalité, que des modalités d'expression de cet état premier.

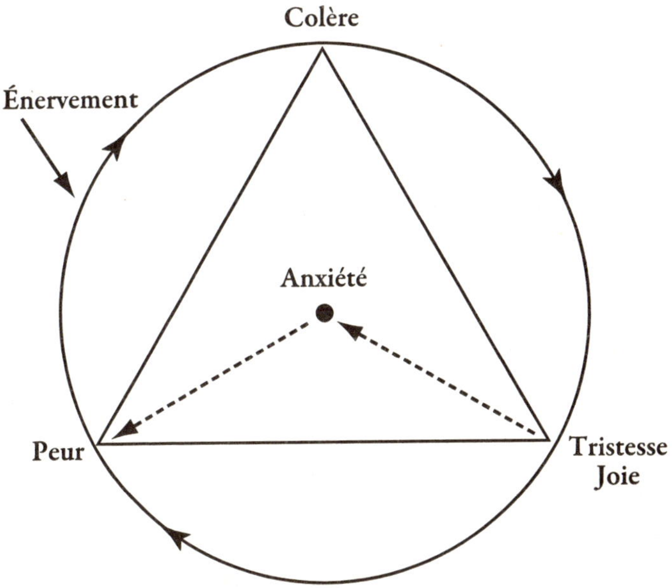

Système émotionnel de base

> Allons plus loin... Si nous examinons attentivement ce schéma, nous nous apercevons que derrière la tristesse-déprime existe l'anxiété, située au point central, support des autres émotions. Cette notion est bien connue de la médecine classique, car lorsqu'un antidépresseur est prescrit, il est bien souvent associé à un anxiolytique, c'est-à-dire un remède inhibiteur de l'anxiété sous-jacente, afin d'éviter la brusque apparition de cette dernière qui peut pousser le sujet au suicide.

De plus, bien souvent, quand la prise de l'antidépresseur s'éternise, un énervement apparaît, qui peut aller jusqu'à l'irritabilité ou l'agressivité. Cela veut dire que lorsque la tristesse-déprime s'améliore, la dynamique du système émotionnel de base réapparaît à travers le cercle de l'énervement. Sachez que si, en médecine classique, on considère celui-ci comme un effet secondaire indésirable (on ajoute souvent, à ce moment-là, un tranquillisant au traitement), pour la nouvelle médecine que je propose, c'est un signe de guérison, d'élimination de tous les événements et contrariétés enfermés auparavant. Notre organisme ne demande qu'une chose : éliminer tout ce qui peut conduire sur la voie de la maladie.

Je me suis souvent demandé, en consultation, ce que voulaient dire les patients quand ils formulaient leur mal-être par un « Je suis stressé ». Le terme de « stress » étant tellement galvaudé, il me semblait difficile d'y apporter une signification précise. C'est lorsque j'ai mis au point le système émotionnel de base que j'ai réalisé qu'ils exprimaient par là le couple infernal anxiété-énervement. J'ai donc interrogé mes patients dans ce sens ; ils ont tous confirmé cette dualité. Les gens appellent « stress », l'anxiété générée par certaines situations de vie, et l'énervement qui en découle.

En résumé

Toutes les émotions sont, en fin de compte, positives. L'anxiété permet la détection d'un danger éventuel et attire l'attention sur cette information, toutes affaires cessantes, de façon à éventuellement initier le changement. La préparation à l'action se fait à travers l'énervement, qui met en éveil tout le système de défense de l'organisme. La peur permet l'adaptation comportementale à l'action, soit à travers l'attente en tension, soit par la fuite. La colère ouvre sur le combat, mais aussi sur la libération du trop-plein émotionnel, dangereux pour l'organisme. Le solde de ce trop-plein est libéré de façon moins violente par la tristesse et les larmes, induisant ainsi le retour au calme libérateur.

N'ayons donc pas peur de nos émotions, c'est un formidable outil d'évolution personnelle, de rencontre avec soi-même et avec les autres. Il convient de les comprendre et de savoir les exprimer. Si nous n'y parvenons pas, alors la maladie inconnue sera là pour nous rappeler à l'ordre, à travers les signes cliniques particuliers que nous ressentirons. Elle sera un marqueur de notre éloignement progressif de la bonne santé, et nous conduira, si nous la comprenons, à retrouver celle-ci sans attendre que des dommages plus graves ne nous affectent.

Mais où l'émotion prend-elle naissance ? Où se fabrique cette entité subtile tellement importante, car elle est, comme vous l'avez compris, indispensable à notre survie et à notre vie, bien que parfois elle puisse nous mener – si nous ne savons pas la comprendre et l'apprivoiser – sur la voie de la pathologie ?

Partons maintenant à la source de l'émotion.

4

Les cerveaux de l'homme

Notre vie intérieure subjective représente ce qui compte vraiment pour nous en tant qu'être humain. Pourtant, nous en savons et en comprenons bien peu sur la manière dont fonctionne et se manifeste notre conscient pour agir.

Benjamin LIBET

Où l'on s'aperçoit que nous pensions n'avoir qu'un seul cerveau, alors qu'en réalité nous en possédons plusieurs qui fonctionnent en étroite collaboration et veillent sur nous avec une attention toute maternelle, bien que fabriquant une bien étrange chose : l'émotion.

La triple alliance

D'après Paul MacLean, médecin et neurobiologiste américain, le cerveau est composé de trois parties hiérarchisées formant une unité : c'est le cerveau « triunique ». Chacune de ces structures peut fonctionner de manière indépendante, mais elles restent toujours interconnectées et échangent en permanence leurs informations. Elles se sont constituées au cours du temps, en suivant l'ordre d'apparition du règne animal, puis de l'homme.

— Le **cerveau reptilien,** situé à la base du cerveau, est la première structure commune à tous les vertébrés : poissons, batraciens, reptiles, oiseaux et mammifères. Il se résume essentiellement à l'hypothalamus et assure les comportements de survie de l'individu et de l'espèce, en répondant aux besoins vitaux : boire, manger, se défendre, se reproduire. C'est le siège des instincts. Il est aussi le régulateur des grandes fonctions vitales : température corporelle, pression artérielle, rythmes cardiaque et respiratoire. Bien que très petit (il ne pèse que quatre grammes), il contrôle, à travers le système neurovégétatif les organes et à travers l'hypophyse l'axe endocrinien du stress (action sur les surrénales) ainsi que les autres glandes endocrines (thyroïde, pancréas, testicules ou ovaires).

— Le **cerveau limbique** ou système limbique tient cette dénomination de la description, par Paul Broca au XIXe siècle, d'une formation circulaire et étoilée entourant entièrement le cerveau reptilien. Propre aux mammifères, le cerveau limbique est un ensemble complexe de noyaux et de voies nerveuses avec notamment l'amygdale (zone neuronale qui n'a rien à voir avec les glandes situées au fond de la gorge), l'hippocampe, le septum, le gyrus cingulaire et le gyrus hippocampique. Il intervient dans la genèse des émotions décrites plus haut, mais aussi dans celle de la mémoire à long terme. Nombre de scientifiques pensent que sont engrammées là toutes nos expériences de vie, avec les émotions qui leur sont corrélées, sous forme biochimique. Ce qui veut dire que les souvenirs, immatériels, sont stockés là sous la forme matérielle de protéines. C'est pourquoi, lors des « démontages émotionnels » de la psychothérapie, nous mettons au jour des enregistrements biochimiques physiquement présents dans notre cerveau d'aujourd'hui.

— Le **néocortex** est la dernière formation apparue dans l'évolution des espèces. Il se développe chez les primates et notamment, bien sûr, chez l'homme. Situé au-dessus des deux autres structures, il est le siège de la raison, ainsi que celui de l'imagination et de la créativité, mais aussi de la lecture et de l'écriture. Il abrite en avant le cortex préfrontal (derrière notre front) et comprend deux hémisphères, l'hémisphère droit et l'hémisphère gauche. Ces deux structures, reliées par le corps calleux, ont des fonctions différentes et complémentaires qui permettent d'affiner qu mieux les possibilités d'action juste. L'hémisphère gauche est spécialisé dans l'analyse et le raisonnement, l'hémisphère droit dans l'imagination et la créativité.

Le système réticulaire

Comme les trois mousquetaires qui étaient quatre, mes recherches dans le domaine des neurosciences m'ont amené à penser qu'il existe un quatrième cerveau : le système réticulaire ou réticulé. En effet, si l'hypothalamus, premier cerveau, est le siège de l'instinct, le système limbique, deuxième cerveau, celui des émotions et le néocortex, troisième cerveau, celui de la raison, le système réticulaire est pour moi celui de la conscience.

Le tronc cérébral – mésencéphale, rhombencéphale ou pont, et bulbe rachidien – transition anatomique entre la moelle épinière et le cerveau, est l'endroit où se trouve le cerveau réticulé, « plateforme » de passage de toutes les informations intra- et extracorporelles. De fait, il reçoit tous les stimuli en provenance des divers systèmes sensoriels, ainsi que les variations physicochimiques du milieu intérieur. Il transmet l'ensemble de ces données en freinant quelque peu leur arrivée au cerveau grâce à un réseau de neurones prévu à cet effet, d'une part pour permettre le temps de la prise de conscience et de l'autre pour que notre esprit ne soit pas trop rapidement submergé par toutes ces informations. Ainsi, en retour, la réponse, notamment motrice, sera modulée et mieux adaptée aux divers événements détectés.

Le système réticulaire est un centre de détection et d'intégration des différentes sensibilités perçues, de même qu'un filtre et un centre de régulation modulant l'activité cérébrale et la motricité. Il maintient un certain tonus nerveux permettant la conscience de soi et du monde environnant par l'éveil, la vigilance et l'attention. Il contrôle également le cerveau dans une gamme allant du sommeil à la veille intense.

Allons plus loin... Le cerveau proprement dit appartient à un ensemble plus vaste, le système nerveux central. Il est composé bien sûr du cerveau lui-même, mais aussi du tronc cérébral, du cervelet et de la moelle épinière. Cet ensemble se poursuit dans le corps par le système neurovégétatif, que nous étudierons en détail plus loin, avec sa branche orthosympathique (pour l'éveil et la stimulation des organes) et sa branche parasympathique (pour le maintien physiologique et le freination organique), et par le système moteur avec sa branche sensorielle (informations qui remonte au cerveau) et sa branche motrice de motoneurones (qui produit et régule les mouvements musculaires).

La fabrication cérébrale de l'émotion et le circuit émotionnel

Après que le système réticulaire lui ait apporté, comme décrit plus haut, « clé en main », la synthèse des apports somatosensoriels du moment, le système limbique va être chargé de lui donner une valeur et un sens utilisables par le corps. Le circuit de Papez-MacLean va être chargé de cette tâche en traduisant cette information en émotion, seul substrat compréhensible par l'organisme.

En 1937, James Papez, neurologiste américain, décrivit un ensemble anatomique de la base et de la partie moyenne du cerveau jouant un rôle primordial dans la genèse des émotions. Cette correspond en grande partie au système limbique. En 1949, Paul MacLean élargit ce concept en lui intégrant d'autres structures, notamment l'amygdale. Cet ensemble constitue le circuit dit « de Papez-MacLean ». Ces découvertes de la première moitié du XXe siècle ont été confirmées par des travaux récents, notamment grâce à l'imagerie cérébrale fonctionnelle qui permet de voir, en direct, l'activation des différentes aires cérébrales concernées.

C'est l'hippocampe qui inaugure ce travail en confrontant au fur et à mesure les informations reçues avec les mémoires issues des expériences du passé. L'amygdale, quant à elle, va lui donner une signification émotionnelle en activant le système émotionnelle de base avec au début, comme nous l'avons vu plus haut, l'anxiété. Le duo hippocampe-amygdale est le support des mémoires émotionnelles.

Puis, par le fornix, l'émotion gagne le septum. Pour le professeur Pierre Karli, ce système intervient alors pour réduire l'intensité de la réaction émotionnelle. Le septum serait également responsable des émotions positives, car sa stimulation entraîne un comportement plus agréable et l'individu se sent heureux.

Le trajet se poursuit vers le corps mamillaire, pour gagner ensuite le thalamus antérieur. De là, l'information émotionnelle gagne le gyrus cingulaire qui va jouer le rôle d'interface entre le système limbique proprement dit et le cortex préfrontal, partie antérieure du néocortex. Ce dernier va apporter de la raison à l'émotion, grâce aux aires associatives corticales qui permettent de comparer le problème rencontré avec les expériences passées, et de donner ainsi une réponse adaptée à la situation proposée. Par contre, si l'impact émotionnel est trop fort, le système limbique va court-circuiter le cortex préfrontal et la réponse comportementale, n'étant pas modulée par la raison, risque d'être inadaptée et donc dangereuse pour l'individu. Le cortex préfrontal des deux hémisphères est mis à contribution car, comme nous l'avons vu plus haut, ils sont complémentaires. Chaque individu pourra privilégier par sa culture et son penchant personnel la raison ou l'imagination, tout en sachant que le versant opposé sera toujours présent dans la prise de décision finale.

Le circuit sera bouclé par le passage au niveau du cingulum, faisceau nerveux de la face interne du cerveau qui va ramener l'émotion et la prise de décision associée à celle-ci au niveau de l'hippocampe ; ce dernier va d'une part mémoriser la réponse obtenue et l'émotion associée pour de futures comparaisons, et d'autre part apporter cette double information à l'hypothalamus pour exécution au niveau du corps.

Allons plus loin... C'est l'émotion qui conditionne la mémorisation. Si l'événement qui se déroule sous mes yeux m'est neutre et n'entraîne pas par conséquent d'émotion, je ne le mémoriserai pas. Par contre, s'il a une charge émotionnelle, il sera mémorisé et la qualité de la mémorisation dépendra de l'intensité émotionnelle qui lui est attachée. On peut donc dire, sans être réducteur, que l'hippocampe et l'amygdale sont les deux piliers principaux du système limbique : le premier détermine l'intérêt et l'importance des informations reçues par rapport à « nos archives personnelles » enregistrées depuis le début de notre existence ; le deuxième leur donne la charge émotionnelle correspondante.

Durant tout ce trajet intracérébral, nous n'avons aucune notion de ce qui se trame dans le secret de notre cerveau. En effet, contrairement à ce que l'on pense, on ne ressent pas l'émotion dans notre tête mais dans notre corps. Certes, cette « fabrication » dure une fraction de seconde, mais pendant ce court laps de temps elle nous est inconnue. Pour se « matérialiser » et déclencher un comportement, elle a besoin d'un support corporel.

Mais avant de partir à la découverte de ce dernier, il convient de constater qu'il existe d'autres formations qui peuvent prétendre, par leur action, à l'appellation de « cerveau ».

Le cerveau digestif

La nature, décidément très généreuse, en plus des quatre cerveaux, décrits précédemment, lovés dans notre boîte crânienne, nous a pourvus d'un autre « encéphale » logé, lui, dans notre abdomen : le système digestif. Pour soigner notre tête, soignons notre ventre pourrait-on dire...

Dès le début de mon exercice médical, je fus frappé par le nombre de patients se plaignant de douleurs abdominales diverses. Qualifiées de « coliques spasmodiques » à l'époque, elles étaient très récurrentes et mal calmées par les traitements antisymptomatiques classiques. Déçu par cette approche, je décidai d'effectuer une séance de mésothérapie avec des antispasmodiques injectables, comme me l'avait enseigné le docteur Pistor, inventeur de la méthode.

Cette technique consiste en une série de micro-injections sur les zones douloureuses abdominales. À ma grande satisfaction, le soulagement fut presque immédiat et, cerise sur le gâteau, l'énervement ou la tendance dépressive de mes patients s'améliorait également. C'est ainsi que le diagnostic « C'est psychique » que l'on faisait face à cette douleur digestive, de péjoratif, devint une évidence clinique. En effet, je venais de m'apercevoir qu'il existait vraiment une relation privilégiée entre le cerveau et le système digestif. Intrigué, j'entrepris de me documenter sur le sujet et je découvris que les médecines anciennes le savaient déjà, mais pas mes maîtres de la Faculté.

Le deuxième cerveau

La médecine traditionnelle chinoise parle de « cerveau abdominal » ou « cerveau digestif ». Et, comme nous l'avons vu précédemment avec le cycle des cinq mouvements, elle considère que l'énervement réside dans l'intestin grêle, la tristesse dans le gros intestin, l'anxiété dans l'estomac et le pancréas et la colère dans le couple foie-vésicule biliaire ; seule la peur se trouve dans les reins et la vessie, hors du système digestif.

Toujours selon la médecine chinoise, l'intestin grêle, en plus de l'émotion énervement qui l'affecte dans son ensemble, est le siège des autres émotions « négatives » : la colère contracte son côté droit, près du foie ; l'anxiété affecte le côté supérieur gauche en regard de l'estomac ; l'énervement se traduit surtout par des spasmes près du plexus solaire ; la tristesse se loge latéralement, en regard du côlon ascendant et descendant; enfin la peur s'enferme dans les parties inférieures, non loin de la vessie.

La médecine ayurvédique (médecine ancienne de l'Inde) a également mis en évidence cette analogie cerveau-ventre. L'Égypte des pharaons, quant à elle, situait la pensée et les sentiments dans le système digestif. Cette notion a été retrouvée sur un papyrus vieux de quatre mille ans.

Notre ressenti

Sans connaître ces données anciennes, qui n'a pas ressenti de petite boule, là, au creux de l'estomac, chaude quand elle irradie du plaisir, froide quand elle est synonyme de tracas? Sans parler de nos grands-pères qui, avant de sortir, respectaient les «deux cerveaux» par un chapeau sur la tête et une large ceinture sur l'abdomen.

D'ailleurs si l'on regarde un schéma du cerveau et un autre de l'ensemble intestin grêle-côlon, on est frappé par l'analogie picturale existant entre les deux. Les circonvolutions du cortex qui recouvrent les hémisphères cérébraux sont identiques à celles de l'intestin grêle; quant au côlon, il ressemble lui-même à une grande circonvolution. Pour les anciens, si deux éléments de la nature se ressemblent à ce point, ils ont forcément des fonctions identiques.

Enfin, la banale question formulée lors de nos rencontres avec autrui : «Comment allez-vous?», devenue simple formule de politesse, signifiait dans le temps jadis : «Allez-vous bien à la selle?» Et lorsque nous répondons machinalement : « Ça va », nous ne parlons plus de notre transit intestinal comme autrefois mais de notre santé en général et de notre état psychique en particulier.

Émotions et troubles digestifs

Comme je le dis souvent à mes patients, « je ne peux pas mettre mes doigts dans votre cerveau pour traiter votre psyché, par contre je peux les poser sur votre ventre qui est un "cerveau à ciel ouvert", et grâce à un travail spécifique traiter vos émotions ».

En effet, une foule de troubles fonctionnels assaillent notre système digestif. En consultation, c'est un véritable catalogue à la Prévert : douleurs récurrentes au niveau de la fosse iliaque droite (cæcum) ou gauche (sigmoïde), ainsi que dans la région épigastrique (à la pointe du sternum) ou sous-ombilicale, le tout avec une impression de plénitude gastrique, une digestion lente, des ballonnements, de flatulences, des éructations, des spasmes, de la diarrhée ou de la constipation ou une alternance des deux, sans parler des brûlures gastriques – tout cela bien sûr sans diagnostic précis, désespérant le patient mais aussi le médecin.

Nous savons bien sûr, depuis longtemps, par les anatomistes, qu'il existe un réseau nerveux très important, allant de l'œsophage jusqu'à l'extrémité anale, issu du système neurovégétatif, avec ses branches ortho- et parasympathique. Innervant également le pancréas, le foie et la vésicule biliaire, c'est un vaste treillis nommé « système entérique », certes relié au cerveau, mais agissant pour son propre compte. De fait, s'il est déconnecté accidentellement du reste du système nerveux, il continuera à assurer à travers le péristaltisme (contraction du tube digestif) le transit intestinal.

Les travaux récents de John Furness (université de Melbourne), Marcello Costa (université d'Adélaïde) et Michael Gershon (université Columbia de New York) montrent que les cent millions de neurones qui habitent le tube digestif – autant que la moelle épinière – font bien plus qu'assurer le transport du bol alimentaire. Ils sécrètent une vingtaine de neuromédiateurs identiques à ceux du cerveau, dont la sérotonine, la neurotensine, et Michael Gershon affirme même que 95 % de la sérotonine du corps humain sont fournis par l'intestin ; et quand on sait que certains antidépresseurs s'appuient sur cette molécule pour traiter nos états d'âme, on peut dire que nous avons notre propre Prozac dans le ventre.

On s'aperçoit alors que le système digestif est vraiment un cerveau à part entière, ayant sa propre autonomie à travers le système nerveux entérique et ses sécrétions de neuropeptides, et qu'il est en communication permanente avec le cerveau de la boîte crânienne grâce à ces mêmes éléments. Ils échangent tous les deux en continu, et les troubles de l'un retentissent sur l'autre : les émotions du système limbique trouvent leur retentissement dans le ventre et les souffrances digestives déclenchent des états émotionnels. En d'autres termes, quand l'un s'énerve, l'autre suit.

De plus, toujours selon Michael Gershon, chez les patients atteints de la maladie d'Alzheimer, on trouve les plaques amyloïdes caractéristiques de cette pathologie dans le cerveau mais aussi au niveau des intestins et elles seraient formées en même temps. Constatation identique pour la maladie de Parkinson, marquée par cette double expression.

De l'entente cordiale entre ces « frères siamois » dépend notre harmonie émotionnelle intérieure, et il semble impossible de soigner l'un sans l'autre comme me le prouvent chaque jour les résultats obtenus en consultation.

L'immunité digestive

Mais le ventre n'a pas fini de nous étonner : en plus de son action neuronale et de celle de ses neuropeptides – sans oublier, bien sûr, son rôle de base dans la digestion de nos aliments –, il est un acteur central de notre immunité.

En effet, par son exposition à des aliments parfois un peu bizarres si ce n'est dangereux ou contaminés, le système digestif est amené à se défendre contre cette intrusion avant d'en tirer la « substantifique moelle ». Dans un premier temps, grâce à l'acide chlorhydrique qu'il contient, il désinfecte le bol alimentaire de ses bactéries et hôtes indésirables. Il se protège, bien sûr, au cours de ce processus, en sécrétant un épais mucus et en renouvelant ses cellules toutes les semaines. Dans un deuxième temps, il met en place une ligne de défense beaucoup plus sophistiquée. Car le système digestif contient 70 % à 80 % de la totalité de nos cellules immunitaires (lymphocytes, plasmocytes, etc.) qui, en plus de leur action locale, se diffusent dans l'ensemble de l'organisme, grâce à un réseau très dense de canaux lymphatiques et de capillaires sanguins. Elles participent ainsi à la réponse immunitaire globale de l'organisme – et peut-être que, lors de votre dernière angine, vous avez été défendus par des immunocytes issus de votre ventre.

L'intestin endocrinien

Nous venons de voir que le système digestif se présente comme un puissant complexe neuro-immunitaire. Il élargit son statut en étant également une glande endocrine, c'est-à-dire déversant ses sécrétions hormonales directement dans le circuit sanguin. Bien sûr, par le pancréas, il est à la fois une glande endocrine avec la production d'insuline et de glucagon, hormones régulatrices de la glycémie, et une glande exocrine, c'est-à-dire sécrétant les enzymes nécessaires à la digestion directement dans le tube digestif.

Le système digestif fonctionne donc avec une grande marge d'autonomie, mais aussi en collaboration avec les quatre cerveaux de la boîte crânienne dont il emprunte neuromédiateurs et hormones. C'est pourquoi nous porterons, dans la partie pratique, une attention toute particulière à ce duo cerveau-intestin.

Le cerveau cardiaque

Toutefois un troisième larron va se glisser dans ce couple. Le cœur revendique, lui aussi, le statut de cerveau. En effet, comme le tube digestif, le muscle cardiaque dispose d'un système neurovégétatif qui fonctionne d'une manière autonome et est également relié par ce dernier à l'encéphale, avec lequel il échange régulièrement des informations.

Le cœur est aussi capable, par les hormones qu'il sécrète lui-même, de s'autogérer. Il émet l'adrénaline nécessaire à son activation, quand le besoin s'en fait sentir, en complément de celle déjà sécrétée par les glandes surrénales lors du stress. Il produit également l'ANF (*atrial natriuretic factor* ou « facteur natriurétique auriculaire »), qui contrôle la tension artérielle et a un pouvoir diurétique et vasodilatateur. Il fabrique de même une hormone produite conjointement par l'hypothalamus du cerveau, l'ocytocine, qui, en dehors de favoriser les contractions utérines lors de l'accouchement et d'entretenir la sécrétion lactée pour le bébé, est aussi l'hormone de l'amour lors de la conquête de l'autre, et lors de l'orgasme. Appeler l'autre « mon cœur » est ainsi parfaitement justifié.

Ainsi, de la même façon qu'existe le duo cerveau-intestin, David Servan-Schreiber décrit un système cerveau-cœur qui entretient une relation aussi étroite que le premier couple. Les émotions émises par le cerveau limbique frappent de plein fouet le muscle cardiaque en le faisant palpiter et l'intestin en le spasmant. C'est pour cela que l'on peut parler de trois cerveaux : le cerveau intracrânien ou encéphale (lui-même comprenant quatre parties), le cerveau intestinal et le cerveau cardiaque, autonomes dans leurs fonctionnements propres, mais reliés entre eux par une trame neurovégétative et hormonale, ainsi que par une multitude de neurotransmetteurs.

Donc, plus que l'harmonie cerveau-cœur ou cerveau-intestin, c'est l'harmonie globale cerveau-cœur-intestin qu'il convient d'obtenir, par des techniques de relaxation, de méditation ou par l'acupuncture, la phytothérapie et l'homéopathie, comme nous le verrons plus loin. Que cette harmonisation soit gage de bonne santé, les anciens l'avaient perçu il y a des millénaires.

Les chakras : mythe et réalité

Comme bien souvent en science ou en médecine, les découvertes actuelles ne font que confirmer des acquis, longtemps raillés ou oubliés, venus du fond des âges. Les sagesses anciennes, fondées sur l'observation, donnent de l'homme et de la maladie une image cohérente, loin des clichés réducteurs de la médecine actuelle. L'homme et la maladie émotionnelle, pour ces traditions, ne font qu'un et, lorsque cette dernière prend le devant de la scène, c'est qu'il existe en nous une dysharmonie que nous devons comprendre. C'est l'enseignement que nous apportent les chakras.

La médecine de l'Inde

Le tantrisme, philosophie très ancienne de l'Inde, qui précéda l'ayurveda, médecine traditionnelle indienne, considère que la maladie est d'essence psycho-énergétique et qu'elle naît d'un conflit émotionnel. Cela nous rappelle bien sûr la bioénergétique chinoise, qui, à travers le cycle des cinq mouvements étudié plus haut, met les émotions «négatives» au cœur de la pathologie.

Pour la médecine tantrique, le corps est parcouru par les *nâdi*, courants énergétiques identiques aux méridiens chinois, dans lesquels circule le *prâna*, énergie semblable au *qi* chinois ou énergie vitale. Pour rester en bonne santé et pouvoir ainsi développer toutes ses potentialités, cet ensemble énergétique qui tisse notre corps physique doit être en parfait équilibre et harmonie.

À des endroits privilégiés du corps, ces courants énergétiques se rencontrent. Ils forment alors les chakras (roues ou disques en sanskrit), situés le long de la colonne vertébrale et s'épanouissant à l'avant du corps. Ces centres d'énergie, au nombre de sept, représentent les différents états de la conscience ou *kundalini*, que l'homme doit «réveiller» pour atteindre l'état de sérénité et de félicité. Le dysfonctionnement de ces chakras provoque des troubles mentaux et physiques. Il convient alors d'agir sur ces centres, pour retrouver un équilibre psychique et physiologique.

Chakras et corps physique

Les quatre principales zones corporelles où l'on ressent l'impact émotionnel sont : le périnée ou chakra *mûlâdhâra*; la zone autour du nombril qui correspond au système digestif ou chakra *svâdhistâna*; la région située à la pointe du sternum ou chakra du plexus solaire nommé *manipûra*; la région du cœur ou chakra *anâhata*; enfin le chakra de la gorge ou *vishuddha*.

Les autres chakras sont davantage du domaine symbolique. Le chakra du troisième œil *ajnâ*, entre les deux yeux) permet un autre regard, une autre vision des choses donnant le recul et la relativisation. Enfin, *sahasrâra*, situé au sommet du crâne, représente l'état de sérénité et de félicité, la conscience supérieure que tout homme devrait atteindre.

En résumé

À travers le circuit de Papez-MacLean intracérébral sera « fabriquée » une émotion, somme de tous les messages perçus par nos cinq sens ainsi que ceux en provenance de notre corps et de notre psyché. Pour être aidé dans sa tâche, l'organisme dispose, certes, du cerveau dans la boîte crânienne, mais aussi d'un cerveau digestif et d'un cerveau cardiaque capables de s'autoréguler, tous les trois étant en échange constant à travers les voies nerveuses, les neuromédiateurs et les hormones. Il existe, derrière ces systèmes, une tradition qui vient du fond des âges, les chakras.

Mais l'émotion, qui n'est au départ qu'un produit intracérébral non conscient, va devenir une entité ressentie dans tout notre corps. Pour pouvoir s'exprimer, elle a donc besoin d'un complice qui va lui permettre de se matérialiser. C'est à la découverte de cet acolyte que je vous propose d'aller maintenant. Ce dernier nous mènera, à coup sûr, vers la maladie inconnue.

II

La trame de la vie

1

De la plus intime de nos pensées à la plus humble de nos cellules

Ce que tu ne comprends pas dans ton corps,
tu ne le comprendras nulle part ailleurs.

UPANISHAD

Où nous apprenons que, pour s'exprimer dans le corps humain, l'émotion dispose d'un ensemble unique, entièrement dévoué à sa tâche, qui va lui permettre d'apporter cette information d'adaptation jusqu'aux moindres recoins de notre organisme.

L'homéostasie

La médecine classique a complètement occulté le fait que le corps humain est un tout, formé d'un immense réseau de communications diverses et puissamment interconnectées, garant de sa bonne santé. Dans cette trame intérieure qui relie la plus intime de nos pensées à la plus humble de nos cellules, circulent une intelligence et une sagesse hors du commun, qui nous permettent d'exister et d'agir avec une économie d'énergie et un minimum de risque vital en rééquilibrant en permanence notre « milieu intérieur », afin que les paramètres biologiques restent compatibles avec la vie.

La vie, nous l'avons vu, est changement et adaptation continuels. Mais cette adaptation doit se faire sans mettre en péril le processus vital. En effet, face à un environnement très fluctuant dans tous ses paramètres (variations de température, bruits, différences de luminosité, diminution de l'apport d'oxygène, etc.), et agressif (traumatismes corporels, dépenses physiques intenses et prolongées, chocs psychiques, etc.), le corps humain doit pouvoir continuer à assumer ses fonctions vitales malgré tout. Il accomplit ce « miracle » grâce à l'homéostasie, notion développée par Walter B Cannon dans les années 1930.

L'homéostasie (du grec *homoïos*, « semblable », *et stasis*, « position ») assure le maintien à un niveau normal des différentes constantes physiologiques qui signent la vie : température corporelle, composition sanguine en cholestérol ou glycémie (taux de sucre), pression artérielle par exemple. Cet ordre vital est réglé – et cela aura, nous le verrons plus loin, une grande importance dans la notion de maladie inconnue – par le système neurovégétatif et les glandes endocrines.

La nature faisant bien les choses, ces constantes ne sont pas déterminées par des données fixes, mais par des fourchettes à l'intérieur desquelles la vie est compatible. Par exemple, la glycémie n'est pas, chez le sujet sain, fixée à un gramme par litre de sang, elle peut varier de 0,50 à 1,10 gramme par litre. En dessous, il y a hypoglycémie et risque de malaise hypoglycémique ; au-dessus, il y a hyperglycémie et risque de diabète.

Les constantes sont en fin de compte des variables régulées, qui dotent le système initial d'une certaine élasticité. En effet, un organisme vivant est en état de déséquilibre permanent ; c'est ce qui, paradoxalement, va permettre l'équilibre du milieu intérieur. Cela induit un état dynamique continuel, et contribue à une adaptation rapide, pratiquement instantanée, lorsqu'une constante s'éloigne trop de sa bande physiologique. Par exemple, si la température estivale est trop intense, les mécanismes de refroidissement se mettent en place (sudation, baisse de température de la peau, besoin de boire, etc.). De même, si le froid hivernal nous saisit, le corps régule sa chaleur (contraction des capillaires de la peau, par exemple, pour sauvegarder la température interne). Comme le précise Jean-Didier Vincent : « Stabilité et adaptabilité sont les deux mamelles de l'ordre homéostatique[1]. »

Un triple maillage

Pour maintenir cet état d'équilibre face aux agressions de tous ordres, l'organisme dispose d'un triple système relié et intégré de détection, de défense et d'adaptation : le système nerveux, le système endocrinien et le système immunitaire.

— Le système nerveux, siège de la psyché (émotion, mémoire et pensée), se compose du cerveau et d'un immense treillis de cellules nerveuses, les

1. *Biologie des passions*, Odile Jacob, Paris, 1986.

neurones qui, à travers la moelle épinière, le relie à l'ensemble du corps. Il reçoit à travers les organes sensoriels (yeux, oreilles, peau, nez et bouche) les informations extérieures, et à travers ses capteurs internes les informations intracorporelles. La réponse nécessaire est véhiculée, dans l'autre sens, vers les organes internes (cœur, intestins, poumons, etc.) par le système neurovégétatif, et vers les muscles du squelette par les motoneurones.

— Le système endocrinien, à travers les glandes endocrines, déverse ses hormones (du grec *hormaô,* «j'existe, j'éveille») dans le flux sanguin vers les organes cibles. Il comprend : l'hypophyse, appendue au cerveau; la «célèbre» thyroïde, avec les parathyroïdes, au niveau du cou; les glandes surrénales, avec la médullo- et la corticosurrénale, qui chapeautent les reins; le pancréas, coincé juste après l'estomac, au cœur du duodénum; les gonades, testicules ou ovaires. Le système endocrinien assume une triple fonction : tout d'abord, il assure la régulation des constantes physiologiques (la glycémie avec l'insuline, par exemple); ensuite, il permet l'adaptation de l'organisme aux changements de l'environnement (activation de l'axe du stress par exemple, nous verrons cet axe plus loin); enfin, il accompagne le développement harmonieux de l'être humain, de sa conception (différenciation sexuelle) jusqu'à l'âge adulte (entretien de son morphotype).

— Le système immunitaire est lui aussi un réseau complexe d'organes, appelés «organes lymphoïdes» (la moelle osseuse, le thymus, la rate, les ganglions lymphatiques et les tissus lymphoïdes associés aux muqueuses) et d'une série de cellules compétentes (leucocytes, lymphocytes, mastocytes, etc.) circulant dans tout l'organisme par voie sanguine ou lymphatique. Cet ensemble coordonne la défense face aux agresseurs étrangers (virus, bactéries, levures, substances toxiques, par exemple), fait la distinction entre les cellules de notre propre corps et les autres, c'est-à-dire entre le Moi et le Non-Moi, conserve la mémoire d'agressions antérieures et peut réagir en conséquence. Enfin, il joue un rôle important dans la réparation et la cicatrisation tissulaires, à travers la réaction inflammatoire.

Un monde parfait et bien rangé ?

La médecine universitaire vit dans un monde très compartimenté, où la psyché est confiée au psychiatre, le cerveau et le système nerveux au neurologue, le système endocrinien à l'endocrinologue, et où le système immunitaire s'est réfugié à l'hôpital dans le service d'immunologie. Pourtant, suite à d'intéressantes découvertes, de nombreuses « fissures » sont apparues dans les cloisons supposées étanches de ces trois grands systèmes régulateurs, nerveux, endocrinien et immunitaire.

Première découverte : les neuropeptides

Grâce au microscope électronique et à de nouvelles techniques de coloration, on a pu, au début des années 1970, mettre en évidence quelque chose de tout à fait particulier dans la partie terminale des neurones. À côté des petites vésicules contenant les neurotransmetteurs déjà connus de l'influx nerveux (adrénaline, noradrénaline, dopamine, sérotonine, acétylcholine, etc.) qui permettent aux signaux nerveux de passer d'une cellule à l'autre à travers les synapses (c'est-à-dire le vide minuscule existant entre deux neurones), ont été mises en évidence des vésicules plus grosses, contenant d'autres médiateurs chimiques, les neuropeptides (endorphines, enképhalines, substance P, angiotensine et vasopressine, entre autres).

Cette découverte a été une grande surprise car il était tout à fait étonnant que ces deux types de substances coexistent dans les mêmes neurones. On s'est très vite aperçu que ces molécules sont complémentaires. En effet, si les neurotransmetteurs classiques servent à transmettre des signaux élémentaires d'un bout à l'autre du système nerveux (comme la contraction musculaire par exemple), les neuropeptides, eux, harmonisent et modulent ce même message. Car non contents d'être libérés dans l'espace entre deux neurones, comme les neurotransmetteurs, ils diffusent également dans l'ensemble de l'organisme (avec une durée de vie plus longue), activant ainsi des sites très éloignés de leur cellule nerveuse d'origine, leurs récepteurs étant présents à la surface de toutes les cellules corporelles. Donc, à côté de l'influx nerveux standard, les neuropeptides donnent au corps dans son ensemble la possibilité de s'adapter au plus juste et de modifier ainsi rapidement son comportement.

Cette découverte a révélé que notre système nerveux n'est pas une entité monolithique, dont l'information ne circule que sur des « autoroutes » pré-établies (les neurones), mais qu'il dialogue aussi en dehors de celles-ci dans toutes les régions du corps.

Allons plus loin... En reliant entre elles les cellules de systèmes immunitaire, endocrinien et nerveux, les neuropeptides sont les vecteurs d'un grand réseau psychosomatique qui couvre l'ensemble de l'organisme. C'est pourquoi les scientifiques qui travaillent sur ces données forment l'hypothèse que ces molécules sont la manifestation biochimique des émotions. Pour eux, chaque peptide peut produire une « tonalité » émotionnelle unique, si bien que la centaine de neuropeptides décrits actuellement constituerait le langage biochimique universel des émotions, et expliquerait l'infinie variété des ressentis à partir des six émotions fondamentales étudiées plus haut.
Ces mêmes chercheurs ont observé que les points nodaux du système nerveux qui connectent les organes sensoriels au cerveau sont également porteurs de récepteurs de neuropeptides. C'est ainsi que le filtre émotionnel des peptides va classer, selon notre ressenti propre, toutes les perceptions sensorielles. Autrement dit – et cela vérifie notre expérience personnelle – l'environnement est décodé par les « peptides émotionnels » et cela colore bien sûr nos émotions ainsi que nos pensées. Cela signifie donc que la cognition (ensemble des processus psychiques permettant la connaissance) est un phénomène qui s'étend à tout l'organisme grâce aux peptides circulant en lui, réseau chimique complexe intégrant nos processus émotionnels, mentaux et biologiques.

Deuxième découverte : une communication à double sens

Une deuxième découverte va mettre définitivement à mal le cloisonnement strict des trois grands systèmes régulateurs de l'organisme et chasser ainsi définitivement Descartes de la pensée médicale moderne.

Au milieu des années 1980, Candace Pert et ses collègues de l'Institut national de la santé mentale du Maryland démontrent que certaines hormones censées n'être produites que par les glandes endocrines sont également fabriquées par les neurones, et que les neuropeptides que l'on pensait n'être produits que par les cellules nerveuses sont aussi synthétisés par les cellules immunitaires.

James Edwin Blalock, professeur de physiologie à l'université d'Alabama, a même démontré que la communication a lieu, entre les trois protagonistes concernés, dans les deux sens : du système nerveux vers le système immunitaire, mais aussi du système immunitaire vers le système nerveux, ainsi que du système endocrinien vers le système immunitaire et du système immunitaire vers le système endocrinien. Si bien qu'il existe un dialogue permanent entre les trois trames.

Troisième découverte : les cytokines

On s'est également aperçu que lors d'une infection et de la réaction inflammatoire associée, les globules blancs sécrètent d'autres messagers dans le sang : les cytokines.

Ces médiateurs (interleukines et interférons par exemple) informent le cerveau du combat qui se livre contre l'envahisseur viral ou bactérien. Neurones et cellules immunitaires parlent le même langage, car ils ont en commun des récepteurs sensibles aux cytokines. De plus, le cerveau va sécréter lui aussi la cytokine, comme s'il reconstruisait, par lui-même, une image de la maladie pour mieux lutter contre elle. Il va ainsi pouvoir adapter un comportement en adéquation avec l'infection combattue. Il pourra moduler la fièvre, la fatigue, le besoin de se reposer et de dormir, ainsi que le manque d'appétit et le moral en berne. Toutes ces modifications comportementales de repli sur soi sont, bien sûr, une adaptation du cerveau à l'agression. Ce sont des signes d'autoguérison qu'il convient de respecter, comme je l'explique bien souvent à mes patients. L'organisme est alors en cours de réparation, par ses propres moyens.

Le cerveau et le système immunitaire se comprennent si bien que dans l'autre sens le « stress immunitaire » peut provoquer un stress émotionnel. En effet, par voie de retour, le cerveau répond à l'information reçue du système immunitaire en sécrétant des cytokines et en activant l'axe du stress (que nous verrons en détail plus loin), renforçant ou inhibant l'action des cellules immunitaires, selon les besoins.

Robert Dantzer, directeur de l'unité de neurologie intégrative au CNRS, peut ainsi dire : « L'existence de ce dialogue conduit certains d'entre nous à considérer le système immunitaire comme un organe sensoriel. » Certains chercheurs qualifient même ce système de « cerveau mobile », les globules blancs se comportant comme de véritables cellules nerveuses agissant par voie sanguine.

> Allons plus loin... Si le cerveau est certes le siège de la pensée et des processus cognitifs (c'est-à-dire de la connaissance), il est également dépendant des informations en provenance de l'ensemble du corps, qui vont incontestablement influencer en retour son fonctionnement et l'élaboration de la pensée. D'où, nous le verrons plus loin, l'intérêt de ce que j'appelle la « psychothérapie corporelle », dans le traitement de la maladie émotionnelle et de la maladie inconnue qui en découle, consistant en un travail manuel au niveau du corps.

Quatrième découverte :
le lien cerveau-système immunitaire

À la fin des années 1970, une relation anatomique a été trouvée entre le cerveau et le système immunitaire grâce notamment à David Felten et son épouse Suzanne, du service de neuroanatomie du Strong Hospital de Rochester, et à Karen Bulloch de la Stony Brook University de New York. Les chercheurs ont démontré que le système immunitaire est relié directement au cerveau par le réseau du système neurovégétatif.

Nous reviendrons plus loin sur le rôle essentiel, dans la maladie inconnue, du système neurovégétatif. Sachez simplement pour l'instant qu'il commande le « réglage » automatique de tous nos organes, à travers deux types de fibres : des fibres orthosympathiques stimulantes (accélération du système cardiaque ou respiratoire par exemple) et des fibres parasympathiques ayant une action de freination sur ces mêmes organes. Notre équilibre organique – et notre état de santé et de bien-être – dépend en grande partie de l'équilibre de cette balance ortho- et parasympathique.

Ces chercheurs ont donc pu mettre en évidence que des fibres nerveuses, sortant de la moelle épinière et venant du cerveau, empruntent les voies du système neurovégétatif et vont vers les composantes anatomiques du système immunitaire : le thymus, la moelle osseuse, la rate, les ganglions lymphatiques et les tissus lymphoïdes de l'intestin. De plus, une fois dans la place, en un immense réseau, ces filaments nerveux s'unissent étroitement aux lymphocytes (cellules maîtresses de l'immunité) et forment de véritables jonctions neuro-immunitaires, comparables aux synapses qui relient deux cellules nerveuses. Ce type de jonction est même plus étroite car elle peut atteindre, par exemple dans la pulpe blanche de la rate, six nanomètres (un nanomètre équivaut à un millionième de millimètre), alors qu'elle est en moyenne de vingt nanomètres entre deux neurones.

Ainsi – et c'est là l'important – les cellules immunitaires peuvent recevoir et comprendre, via le système nerveux autonome, les messages en provenance du cerveau. Voilà pourquoi, si vous apprenez une mauvaise nouvelle ou que vous êtes déprimé, vous « attraperez » un rhume ou une bronchite. En réalité, vous aurez simplement abaissé vos défenses immunitaires et permis ainsi à une infection de se développer.

Pour parachever le tout, des chercheurs japonais ont découvert des cellules appartenant à des organes comme les bronches, les intestins ou même l'urètre qui ont un comportement semblable aux neurones. Ils les ont baptisés para-neurones ou *neurons-like*.

Tout cela prouve que le cerveau et les neurones n'ont pas le monopole des fonctions nerveuses, de nombreux organes et tissus, apparemment loin de cette action neuronale, y contribuent aussi.

La grande connexion

La psycho-neuro-endocrino-immunologie (PNEI)

Nous nous apercevons peu à peu qu'une nouvelle biologie humaine doit voir le jour. Elle devra s'appuyer sur l'unité psychobiologique de l'organisme formée par l'union des trois systèmes nerveux, endocrinien et immunitaire, ces derniers ne formant qu'une seule et même grande trame. Dès lors il convient d'abattre les murs des vieilles idées séparatistes, et d'entreprendre ainsi la grande réunification du corps humain, grâce à la psycho-neuro-endocrino-immunologie (PNEI), base de la vie et de la nouvelle médecine que je propose, la vitalothérapie.

Il faut donc voir maintenant notre organisme comme une immense trame interconnectée, comme un immense maillage qui va du centre supérieur de notre psyché jusqu'à la plus humble de nos cellules. Et savoir que chaque parcelle de matière et d'énergie qui nous forme est parfaitement au courant de tout ce qui se passe partout ailleurs dans notre corps. Cette unité qui nous est refusée par la médecine universitaire, est pourtant une évidence que démontrent ses propres découvertes – dont, par quel mystère, elle n'en tient pas compte dans son enseignement.

Ce nouveau paradigme médical va s'avérer extrêmement fécond, en ouvrant des voies thérapeutiques et des modes de pensées inédits. C'est le cœur de mes préoccupations depuis toujours. Jeune médecin, je sentais confusément qu'il existait déjà un système unitaire de l'homme – comme l'enseigne la tradition millénaire médicale et comme la simple observation quotidienne le prouve – scientifiquement démontrable, mais ignoré, alors qu'il était sous nos yeux dans tous les livres médicaux et qu'il suffisait d'en faire la synthèse.

La bioénergétique cellulaire

L'information ne servirait à rien s'il n'existait pas un support capable de l'exprimer. Cette action est confiée à un quatrième larron, la bioénergétique cellulaire, qui fournit l'énergie nécessaire au métabolisme de la cellule.

En effet, les organes – le foie, le pancréas et le cœur par exemple – produisent de l'énergie pour assurer le rôle qui leur est dévolu – le foie épure le sang et sécrète la bile ; le pancréas produit, entre autres, insuline et glucagon ; le cœur bat et propulse le flux sanguin. Toutes les cellules organiques se mettent ainsi, par leur métabolisme et leur rôle propre, au service du système informationnel PNEI, afin de maintenir l'organisme en vie.

C'est au cœur de chacune de nos cellules que s'accomplit cette alchimie extraordinaire consistant à transformer l'énergie issue de l'alimentation en une énergie utilisable par le corps, avec un rendement et un degré de précision jamais obtenus par l'homme avec toutes ses machines. Plus finement, c'est dans les mitochondries, centrales énergétiques cellulaires, que sera produit l'ATP (adénosine triphosphate), seule énergie utilisable par l'organe pour assurer son travail biologique.

De la même façon que dans le système nerveux existent des neuropeptides qui modulent l'action des neurones, existent également, dans le système énergétique, des enzymes, des vitamines, des oligoéléments et des minéraux qui modulent la production de cette énergie et son assimilation par les cellules. De plus, ces dernières disposent de moyens spécifiques afin de canaliser l'énergie vers les activités prioritaires, si bien que le courant d'énergie s'adapte parfaitement aux besoins de l'instant.

Nous voyons ainsi que la trame d'information, la psycho-neuro-endocrino-immunologie, est en relation étroite avec une deuxième trame à fonction énergétique, la bioénergétique cellulaire. Sans cette dernière, l'information ne pourrait pas s'exprimer, et sans l'information la cellule ne saurait que faire de sa production. On peut donc dire que cet ensemble information-énergie forme une seule et unique trame étroitement connectée et en interrelation constante. C'est la libre et harmonieuse circulation de l'information et de l'énergie qui conditionne la vie et la bonne santé.

Nous pouvons nommer cet ensemble de régulation générale intégré et parfaitement adaptable la « psycho-neuro-endocrino-immuno-bioénergétique » (PNEIB). C'est le nouveau système biologique de l'être vivant. Il ouvre un horizon immense de recherches et de thérapies, pour le plus grand bien du patient, malade du monde moderne et de l'incompréhension de ses pathologies.

Allons plus loin... Nous avons, à travers la PNEIB, la représentation et l'explication de ce fameux « terrain » dont on parle souvent, sans trop savoir le définir ; or c'est la qualité de ce dernier qui va conditionner l'apparition ou non de la maladie inconnue et les pathologies qui vont en découler.

Intelligence et sagesse du corps

Si nous découpons notre corps en morceaux, ou si nous observons nos cellules au microscope, nulle part nous ne trouverons la vie. Celle-ci est cachée et indéfinissable. Nous pouvons simplement dire – et c'est déjà beaucoup – que la vie, c'est l'intelligence et la sagesse du corps, car sans elles nous ne pourrions pas exister.

Tous les échanges biologiques et biochimiques dont nous venons de parler s'accomplissent à notre insu. Nous ne demandons pas à nos globules blancs de traquer l'intrus microbien, ni aux noyaux de nos cellules de produire telle ou telle enzyme nécessaire au métabolisme. Toutes les cellules participent activement, et on pourrait même dire avec altruisme, au maintien de la vie. Elles sont « motivées » et ont un engagement total dans leur tâche. De plus, elles fonctionnent en « bon père de famille », c'est-à-dire avec un minimum d'énergie et un maximum de résultat. Elles sont adaptables et peuvent répondre immédiatement à n'importe quelle demande biologique. Elles communiquent continuellement entre elles, comme nous l'avons déjà vu, à travers toutes les relations possibles.

En résumé

Nous venons d'identifier le **premier fil d'Ariane de notre organisme, la psycho-neuro-endocrino-immuno-bioénergétique**, qui relie sans discontinuer notre psyché à chacune de nos cellules. L'émotion, entité subtile, va se servir de ce fil d'Ariane pour s'exprimer dans le corps. Ce système fonctionnant, à notre insu, pour notre plus grand bien représente l'intelligence et la sagesse du corps.

Si nous avons clairement identifié une voie d'expression de l'émotion, sachez qu'elle n'est pas la seule. Il existe également un « continent perdu » qui participe activement à sa révélation. C'est à cette nouvelle découverte que je vous invite maintenant.

2

Le tissu conjonctif ou le continent perdu

Strictement parlant, le concept de cellule n'est qu'une abstraction morphologique. Du point de vue biologique, il ne peut se concevoir indépendamment du milieu vital cellulaire.

Alfred PISCHINGER

Où l'on apprend qu'il existe en nous un immense continent pratiquement ignoré de la médecine classique : le tissu conjonctif. À l'exception d'un cours en première année de médecine, nous n'en entendons plus jamais parler. Et pourtant, comme nous allons le voir, son rôle est central et essentiel dans le maintien de notre bonne santé.

La deuxième source d'unification de l'organisme

Lors de ma première année de faculté, je fus très intéressé par l'histologie (étude microscopique des tissus de l'organisme). D'ailleurs, je dirigeai, l'année suivante, des travaux pratiques de cette matière. Et le tissu conjonctif, considéré pourtant, à cette époque comme un vulgaire tissu de remplissage intercellulaire, me fascinait particulièrement, car il ne me semblait pas considéré à sa juste valeur.

Cette idée se trouva renforcée quelques années plus tard quand je découvris la mésothérapie. En effet, dès mes premières consultations, j'avais été déçu par les résultats très aléatoires et décevants des traitements classiques de la douleur ; n'aimant pas noyer mes patients sous des flots d'antalgiques et d'anti-inflammatoires, je cherchais un moyen efficace et non polluant de soulager mes patients. C'est alors que j'entendis parler d'une méthode de soin originale mise au point par un confrère parisien, le docteur Pistor, qui avait justement comme support ce fameux tissu conjonctif. Quelques semaines plus tard, je me retrouvai, avec d'autres confrères, dans son cabinet, à suivre sa consultation. Il nous parla de sa découverte, la mésothérapie, et de l'intérêt d'injecter des remèdes dans le derme, ce tissu conjonctif situé juste sous la peau. Il nous conseilla de piquer en regard des zones douloureuses, épaule ou genou par exemple, au lieu d'agresser l'estomac par des anti-inflammatoires ou de pratiquer des infiltrations de cortisone dans les articulations.

Je fus d'emblée conquis par cette idée et par les résultats spectaculaires signalés par ses patients. Je me formai donc à cette méthode, et pus rapidement obtenir, à ma grande satisfaction et à celle de mes malades, les mêmes soulagements. Cela me donna le désir d'approfondir plus avant mes recherches sur le tissu conjonctif.

Représentant de 30 % à 40 % de notre masse corporelle, le tissu conjonctif occupe tout l'espace extracellulaire, c'est-à-dire tout le territoire situé hors de la cellule. Il est présent partout, enveloppant l'ensemble de notre organisme, du plus imposant de nos organes jusqu'à la plus cachée de nos cellules. Il est le support et le guide des systèmes vasculaire, lymphatique et nerveux.

Il est parfois de constitution lâche, modalité la plus répandue, et occupe alors les espaces autour et entre les muscles, soutient les différents tissus organiques et recouvre les cavités abdominales (épiploon, péritoine) et pulmonaires (plèvre). D'autres fois, il est dense, quand les fibres qui le composent semblent développées au hasard. Appelé alors « tissu conjonctif dense non orienté », il est présent dans le derme de la peau, les testicules, les glandes mammaires, la dure-mère (enveloppe du cerveau) et la gaine des gros nerfs. Quand les fibres sont dans le même sens (tissu conjonctif orienté), il constitue les tendons qui transmettent la tension musculaire aux articulations. Il enveloppe ces mêmes muscles d'une membrane, formant ainsi les aponévroses qui vont se relier aux dits tendons pour former un ensemble biomécanique jouant un rôle essentiel dans la posture et la pathologie articulaire. Enfin, il remonte à la surface de notre corps pour former, comme nous l'avons vu, le derme, constituant de la peau situé juste sous l'épiderme et délimitant ainsi notre espace corporel.

Non content d'envelopper toutes ces structures, le tissu conjonctif pénètre et diffuse également en leur sein, comme une véritable toile d'araignée, pour en former la matrice et le soutien. On peut le considérer comme le moule de notre organisme en son entier car, si on le faisait disparaître comme par enchantement, il ne resterait que nos structures organiques internes et le calque de notre forme corporelle, le tout sans aucune relation.

Je découvris ainsi que, sous le nom générique de « tissu conjonctif », se cachait plusieurs dénominations, selon l'action constatée : « matrice extracellulaire » quand on décrivait son rôle dans les échanges intercellulaires qui s'effectuent à travers lui ; « fascia » quand il jouait un rôle dans la posture corporelle et la mécanique articulaire. On verra plus loin que, sous ces deux appellations, le tissu conjonctif joue un rôle primordial dans la maladie inconnue.

La matrice extracellulaire

Dans le rôle de support vital des échanges cellulaires, le tissu conjonctif prend donc le nom de « matrice extracellulaire ». C'est là que vont se rencontrer l'information, l'énergie et la matière nécessaires au bon fonctionnement de la cellule d'organe spécialisée.

La médecine actuelle ne considère la pathologie qu'à travers le dogme de la cellule. Elle seule est jugée responsable du mauvais fonctionnement de l'organe et de la maladie qui en découle. **Je propose un changement radical de paradigme en mettant en première ligne, comme support de la pathologie et de la bonne santé, le tissu conjonctif. C'est en son**

sein que s'effectuent tous les échanges de la vie. De sa qualité dépend notre équilibre biologique.

Le milieu intérieur

Que d'eau, que d'eau... 75 % du corps humain est constitué d'eau. Nous ne sommes, en réalité, qu'une grosse goutte d'eau, ayant trouvé refuge dans 25 % de matières sèches pour... nous promener au soleil sans nous évaporer, 15 % de ces 75 % forment le liquide extracellulaire, 4 % le liquide intracellulaire et 5 % le plasma sanguin circulant et la lymphe. Claude Bernard au XIXe avait déjà mis en évidence l'existence d'un milieu intérieur liquidien extracellulaire permettant à l'homme d'assurer son autonomie par rapport au milieu extérieur, en lui conférant une protection biologique face aux variations de l'environnement.

Que d'eau, que d'eau... mais pas que ça. En effet, la matrice extracellulaire est également composée d'une substance fondamentale, comprenant les fibroblastes, « cellules ouvrières », qui ont sous leur contrôle la composition et la qualité du tissu conjonctif. Elles sécrètent, entre autres, des protéoglycanes qui vont former un maillage, plus ou moins serré, du milieu intérieur, ainsi que des précurseurs des fibres de collagène et d'élastine qui vont structurer le tissu conjonctif, en un ensemble ordonné et cohérent.

Cet espace contient toutes les conditions physico-chimiques propres à la vie. Issu de l'océan primordial dont il garde la composition ionique, il baigne comme une mer intérieure l'ensemble de nos cellules. Donc, si nous voulons que la vie se perpétue correctement en nous, il convient de comprendre et respecter ce milieu intérieur.

Le flux vital

C'est d'abord un immense espace de communication assurant le passage des messages biochimiques, les sécrétions des glandes endocrines, les hormones du stress, les neuropeptides, etc. C'est ensuite la première ligne de défense immunitaire où les macrophages, « éboueurs » patentés, vont phagocyter toutes les substances étrangères et infectieuses présentes dans le tissu conjonctif, en se déplaçant rapidement et sur de grandes distances. Ils sont aidés par les lymphocytes B et T et sécrètent localement l'interféron, protéine qui bloque les multiplications virales. Le macrophage travaille également en association avec un autre collègue, le mastocyte, qui libère des substances facilitant la réaction immunitaire (histamine et héparine par exemple).

Enfin et surtout, la matrice extracellulaire possède un véritable monopole dans le métabolisme des cellules corporelles car c'est là qu'elles puisent les matériaux nécessaires à la vie (oxygène et nutriments), tout en y libérant leur production et en y rejetant leurs déchets.

Le système de régulation de base

Alfred Pischinger, avec sa notion de système de régulation de base, a mis en évidence l'intérêt fondamental de la matrice extracellulaire. Il a démontré qu'aucune cellule d'organe ne possède un contact direct avec les structures de la première grande trame que nous avons étudiée précédemment, la connexion neuro-endocrino-immunitaire. Le liquide extracellulaire, ou substance fondamentale, se révèle le seul contact de la cellule avec cet ensemble, tous les échanges biochimiques s'effectuant exclusivement à travers lui.

De plus, c'est également à ce niveau que s'effectue une action indispensable à notre survie, la réaction inflammatoire. La «mise à feu» de la pathologie à travers la réaction inflammatoire et la réponse immunitaire qui y est associée s'effectuerait exclusivement au niveau de la substance fondamentale du tissu conjonctif et nulle part ailleurs. Ce n'est donc pas la cellule d'organe qui est directement atteinte par l'inflammation. Cela renforce encore l'intérêt que nous portons à la matrice extra-cellulaire

Allons plus loin... Il convient d'arrêter de considérer les phénomènes inflammatoires comme des événements exceptionnels. Notre organisme est constamment en micro-inflammation locorégionale. C'est une des bases de l'autoguérison, avec le stress a minima, comme nous le verrons plus loin. Ce système, toujours en action, permet de réguler sans cesse le rapport entre les agressions du milieu extérieur et les réponses du milieu intérieur. L'inflammation est dès lors moins à considérer comme un facteur de danger que comme le dépassement du seuil d'autoguérison.

Des microprocessus d'inflammation se déroulent ainsi continuellement en nous. Ils font partie de notre défense de base, de notre physiologie et donc de notre bonne santé. Sans eux, la perpétuation de la vie en nous, serait impossible.

Les fascias

Sous la notion anatomique d'enveloppe corporelle, le tissu conjonctif prendra le nom de « fascia » (« bandelette » en latin), suite tissulaire ininterrompue allant de la tête aux pieds, mais aussi de l'intérieur vers l'extérieur. Entourant chacune de nos cellules ainsi que chacun de nos organes, il parcourt l'ensemble de notre corps. C'est donc, au même titre que la PNEIB, une grande trame qui va s'avérer complémentaire de cette dernière. Nous pouvons lui donner également le nom de « système fascial ».

Le geste et la posture

Les fascias vont jouer un rôle important dans la mécanique corporelle, car ils permettent au mouvement d'être fonctionnel et adéquat. Le muscle va certes impulser la dynamique initiale, par le système nerveux et des centres de l'équilibre, mais les mouvements de flexion, d'extension, de rotation, inhérents à chacun de nos gestes, vont être harmonisés et coordonnés à travers les chaînes fasciales.

Cet ensemble donnera un mouvement et une gestuelle les plus efficaces possibles, avec le minimum de dépense énergétique. De plus, jouera son rôle dans le maintien et la correction de la posture. La qualité et la beauté de notre allure générale dépendent étroitement de la fluidité des chaînes fasciales qui nous habitent. C'est peut-être là que réside une partie du charisme de l'individu.

Les mémoires

Soumis aux tensions et agressions physiques et émotionnelles induites par notre environnement et notre comportement, les fascias vont compenser au maximum ces contraintes, afin de maintenir l'équilibre corporel pour le mieux. Ils vont jouer ainsi le rôle d'amortisseurs, en prenant en charge une partie des forces contradictoires auxquelles ils sont exposés, en vue de protéger les muscles et les organes. Seulement, au-delà d'un certain seuil, ils vont perdre leur capacité d'adaptation et se figer dans une position inadéquate. Ils vont devenir, à ce moment-là, une structure pathologique ; ils garderont en mémoire les traumatismes émotionnels reçus et entraîneront une modification de la mobilité du segment concerné et un dysfonctionnement de l'organe dépendant de cette chaîne fasciale. Comme nous le verrons dans la partie thérapeutique de cet ouvrage, la fasciathérapie énergétique (massage du tissu conjonctif et manipulation des fascias) s'adresse à cette trame conjonctive, et sera la pierre angulaire du traitement corporel.

En résumé

Nous sommes en présence d'un **deuxième fil d'Ariane, le tissu conjonctif,** sous ses deux appellations, « matrice extracellulaire » et « fascias ». Il est lui-même relié, comme nous l'avons vu, au système PNEIB, premier fil d'Ariane. Nous pouvons en conclure que ces deux trames en continuité ne forment qu'une seule et même très grande connexion.

Maintenant, que tous les acteurs sont en place – l'émotion, les différents cerveaux – et que le décor est planté – avec les trames PNEIB et tissus conjonctif –, il ne reste plus qu'à laisser la pièce se dérouler dans l'intimité de notre corps. Place à la « comédie de la vie ».

3

Comment les émotions parlent au corps ?

La cause de mon grand malheur c'est d'avoir un corps, supposons que je n'en aie point, quel malheur pourrait m'atteindre ?

Lao TSEU

Où l'on apprend qu'il existe, à l'intérieur de la grande trame psycho-neuro-endocrino-immuno-bioénergétique (PNEIB), deux interlocuteurs privilégiés de l'émotion : le système neurovégétatif et l'axe du stress. Ce sont eux qui vont donner les premiers signes cliniques montrant qu'il se passe quelque chose dans notre organisme, que nous sommes passés de l'état de quiétude émotionnelle à l'état d'inquiétude et que nous entrons, ainsi, dans la maladie inconnue.

L'émotion comme origine

C'est donc l'émotion (anxiété, peur ou colère par exemple) qui va mettre en quelque sorte le coup de pied dans la fourmilière du système PNEIB, en activant dans un premier temps le système neurovégétatif et l'axe du stress puis l'ensemble de ses composantes (endocrinienne, immunitaire et bioénergétique), permettant ainsi son expression corporelle.

Mes années d'expérience associées à la lecture de nombreux ouvrages concernant les neurosciences me permettent aujourd'hui d'apporter un éclairage nouveau sur la notion de stress et de montrer comment ce concept s'intègre dans la « construction » de la maladie inconnue puis dans celle de la pathologie d'organe. Nous ne tombons pas malades par hasard et, avant que la maladie d'organe n'apparaisse, il existe un long processus ignoré et négligé par la médecine classique. En apprenant à en reconnaître les étapes et en les traitant selon les données de la nouvelle médecine que je vous propose plus loin, vous éviterez d'aller au terme de ce parcours qui mène à la maladie organique. Mais si celle-ci s'est déjà déclarée, sachez qu'avec les mêmes conseils thérapeutiques vous pourrez inverser ce processus et retrouver un équilibre de santé.

La perception de la vie

Les sensations

Comme vu plus haut, il existe en nous, en continu, sans que nous nous en rendions vraiment compte, un bruit de fond ou « perception de l'état d'arrière-plan du corps » (Antonio Damasio). Un murmure intérieur, à peine perceptible, correspondant à l'humeur de l'instant présent ou à la sensation de bien-être ou de mal-être (de *sensatio*, issu du verbe latin *sentire* signifiant « sentir »). Cet état est engendré par les micro-informations, dont nous n'avons que faiblement conscience, en provenance constante de notre psyché, de notre milieu intérieur et de notre environnement.

La bonne santé « sympathique »

Ces sensations contribuent à la régulation et à l'adaptation, à bas bruit, de notre organisme, car il ne faut pas oublier que nous sommes constamment en autoguérison et que ce discret mécanisme permet de nous garder en bonne santé en maintenant une vigilance continue capable de répondre efficacement à la moindre alerte.

Cette mystérieuse sagesse du corps est obtenue grâce à la synchronisation de nombreuses régulations, assurée par la balance du système neurovégétatif, toujours en action, qui conserve l'organisme dans un état compatible avec la vie, l'homéostasie. Il préserve l'équilibre physiologique de tous nos organes et toutes nos cellules en freinant ou en accélérant, selon les besoins, leur métabolisme de base. Il assure l'harmonie corporelle et psychique et l'on peut dire que la réalité de la relation corps-esprit, si longtemps contestée, est assurée dans un premier temps par le système neurovégétatif. C'est lui qui va permettre à toutes nos émotions de vibrer dans notre corps.

Allons plus loin... Le système neurovégétatif ou sympathique (car il agit en sympathie avec les émotions), nommé également « système nerveux autonome » pour son indépendance, toute relative, à l'égard de l'appareil nerveux dans son ensemble, est le système autorégulateur par excellence de nos organes. Il est composé, aussi bien au niveau anatomique que fonctionnel, d'une branche sympathique et d'une branche parasympathique. Elles ont des effets en opposition et, grâce à leur balance dynamique, permettent la régulation du milieu intérieur et le fonctionnement harmonieux de notre organisme.
La partie orthosympathique, activatrice, prépare et assure la mise en action de notre corps en mobilisant tout de suite tous les organes ainsi que l'énergie nécessaire à leur bon fonctionnement. La partie parasympathique, régénératrice, est chargée de moduler l'action orthosympathique qui, si elle devenait trop puissante, serait alors dangereuse pour notre organisme, et de mettre en place son retour au calme.
Ce double système a donc une action fondamentale sur notre équilibre biologique car il coordonne tous les processus qui permettent de rester en bonne santé, en s'adaptant, seconde après seconde, aux informations qu'il reçoit de nos émotions. Nous verrons plus loin son rôle premier dans la genèse de la maladie inconnue. De plus, des plexus (amas de filets nerveux) de ce système neurovégétatif se projettent en avant du corps sur la ligne médiane et se trouvent donc en regard des fameux chakras de la médecine ayurvédique. Ils seraient ainsi les supports anatomiques de ces « roues énergétiques » virtuelles. Encore une fois, la science actuelle rejoint la tradition ancienne.

Bonne santé et stress a minima

Le partenaire indissociable du système neurovégétatif, aussi bien dans la relation corps-esprit que dans le maintien de l'équilibre homéostasique, est l'axe du stress. Il fait partie du système endocrinien et permet à l'organisme, en complément de l'action du sympathique et du parasympathique, d'être prêt à toute éventualité, afin d'adapter son comportement face aux situations qui se présentent, en déclenchant l'action nécessaire : le combat, la fuite ou l'attente en tension.

Car, de la même façon que l'activation ininterrompue du système neurovégétatif et de sa balance ortho- et parasympathique est gage de bonne santé, il doit exister un stress a minima, l'*eustress*, pour répondre à toutes les informations. En effet, si les sécrétions hormonales et les neuromédiateurs du stress n'étaient pas produits à bas bruit en continu, notre organisme ne serait pas en état de fonctionnement permanent. Le stress physiologique permet, lui aussi, de maintenir l'organisme dans la zone de l'homéostasie et il est un moyen de défense instantanée du corps, qu'il convient de comprendre et respecter, tout en atténuant les excès par les techniques que nous étudierons plus loin.

L'état interémotionnel

Nous cheminons ainsi, la plupart du temps, dans cet état intermédiaire situé entre les vraies émotions signant l'humeur du moment, agréable ou désagréable.

On peut dire que c'est la perception de l'homéostasie, de l'équilibre dynamique de notre milieu intérieur qui donne cette sensation subliminale du corps.

Tant que la foule d'informations qui nous parvient à chaque instant (la « couleur du temps », les messages visuels et sonores de la rue, les comportements de notre entourage, etc.) ne nous interpelle pas outre mesure, nous fonctionnons sur ce mode a minima. La plupart du temps nous ne prêtons pas attention à tous ces signaux, sous peine de déclencher le désordre et l'anarchie dans notre esprit et notre corps. Malheureusement, vu le flot continu sans cesse grandissant d'informations produit par les différents moyens de communication modernes, il devient de plus en plus difficile de rester à l'écart de ce déluge.

L'émotion et le corps

Attention, danger !

Soudain, au sein de cet état doublement régulé, une information inattendue ou potentiellement dangereuse (vision dérangeante, bruit lancinant, mauvaise nouvelle, douleurs corporelles ou sensations organiques désagréables, récurrentes ou mal identifiées, par exemple) va être perçue par le système limbique. C'est le caractère non seulement surprenant mais nocif d'une perception qui ne plaît pas à notre cerveau émotionnel. Les informations qui nous parviennent doivent être soit neutres pour notre entendement, c'est-à-dire ne nous concernant en aucune façon, soit en adéquation avec nos valeurs de référence (territoire, idées, image de soi par exemple), pour que le calme biologique perdure.

Confinée jusque-là dans son parcours intracérébral, l'émotion ne peut pas s'exprimer et dire à l'organisme le contenu de son message. Pour cela, elle a besoin de deux décodeurs : le système neurovégétatif et l'axe du stress. Ceux-ci vont devoir s'entraider et agir en synergie. Or il existe une formation commune, l'hypothalamus qui, stimulé par l'émotion, va activer ces deux structures afin de mettre en évidence corporelle le contenu et la signification de l'information émotionnelle.

L'émotion neurovégétative

Traitée et modulée, comme nous l'avons vu plus haut, par le circuit de Papez-MacLean, la perception potentiellement dangereuse va être transformée, par une curieuse alchimie, en une information synthétique et chargée de sens, l'émotion, seule capable d'être décodée par le corps grâce à l'hypothalamus, la troisième partie du cerveau. Ce dernier active immédiatement le système neurovégétatif qui dépend entièrement de lui, et par une deuxième curieuse alchimie va transformer cette entité subtile et immatérielle qu'est l'émotion en une multitude de signes physiques, marqueurs corporels, immédiatement perceptibles, et qui vont être la base de la maladie inconnue.

Comme à travers sa branche orthosympathique l'hypothalamus contrôle l'ensemble de nos organes, le stimulus transitera par la chaîne ganglionnaire (ganglions nerveux bien sûr, et non pas ganglions du système lymphatique) située près de la moelle, puis par un deuxième ganglion situé, lui, près de la cible organique, pour enfin agir sur cette dernière. En effet, la nature a prévu ces quelques relais freinateurs afin que l'information émotionnelle n'agresse ni trop violemment ni trop rapidement notre organisme. Tout cela grâce à l'adrénaline et à la noradrénaline produites dans chaque espace. Ces médiateurs chimiques sont les agents naturels de transmission de l'influx nerveux. C'est leur augmentation liée à l'intensité du message émotionnel qui signe la dysfonction de l'organisme.

La branche parasympathique, « freinatrice », n'a, quant à elle, aucun relais et s'adresse directement, par le nerf vague ou pneumogastrique et sa sécrétion d'acétylcholine, à nos organes. Si bien que l'information de contrôle arrivera très rapidement à sa cible organique pour éviter une atteinte dommageable de cette dernière.

La balance ortho- et parasympathique est alors déstabilisée et son curseur est déporté vers la stimulation de l'organe. À ce stade, il n'y a pas de lésion organique, mais l'expression d'un fonctionnement perturbé. C'est le stade des troubles fonctionnels. C'est là qu'apparaissent les premiers signes neurovégétatifs, diffus et changeants, qui vont se perpétuer au cours du temps avec plus ou moins d'intensité sur un organe, ou passer d'un organe à l'autre, suivant l'humeur du temps et les traitements calmants qui peuvent temporairement les amender ou les diminuer. Cette maladie, à la fois tenace et labile, est déconcertante pour le médecin qui ne peut lui donner un nom précis, puisqu'on ne lui a pas appris son existence. Nous sommes en présence de la maladie inconnue qui peut vivre ainsi longtemps pour son propre compte. Rien de grave pour l'instant, si ce n'est la gêne et le questionnement du patient et de ses médecins.

Nous décrirons plus loin très précisément cette maladie inconnue, avec sa richesse de signes, afin que nous puissions l'identifier à tout coup. Mais nous allons suivre à présent l'évolution de cette pathologique. Si rien n'est fait pour la traiter, et si d'aventure le choc émotionnel se perpétue dans le temps, elle va nous mener à la maladie organique.

L'émotion et l'axe du stress

Walter Cannon, dès 1925, utilise le terme de « stress » pour signifier que l'organisme peut, à tout instant, être déstabilisé dans son homéostasie, ou équilibre physiologique, par un agent perturbant. Hans Selye reprend ce terme à la fin des années 1940 et approfondit le concept. Il démontre notamment l'importance de l'émotion dans l'apparition du stress et élargit rapidement cette notion à celle de « syndrome général d'adaptation », signalant, par cette dénomination que les symptômes engendrés par l'agent stressant ou *stressor* sont bien là pour permettre une réponse rapide, simple et globale de notre milieu intérieur à toute agression.

L'aventure intérieure de la maladie inconnue va donc se poursuivre. L'hypothalamus, toujours lui, va sous l'action du même signal émotionnel stimuler, parallèlement à la mise sous tension du système neurovégétatif, un partenaire qui aidera l'organisme à faire face à l'agression. Ce collègue, c'est l'axe du stress ou axe hypothalamo-hypophyso-surrénalien. L'action de ce dernier sera très légèrement décalée dans le temps par rapport à la réponse sympathique, car le stimulus passe par un intermédiaire, l'hypophyse, qui sert de relais vers les glandes surrénales.

Se déclenche alors ce que Hans Selye appelle la « **phase d'alarme** ». L'hypothalamus en effet va libérer une hormone, la CRF (*cortico-releasing factor*), qui stimule à son tour l'antéhypophyse (lobe antérieur de l'hypophyse), laquelle secrétera de l'ACTH (*adreno-cortico-trophic-hormone*). Cette dernière agit ensuite sur la glande surrénale (située, comme son nom l'indique, au-dessus des reins), dans sa partie interne (médullosurrénale), pour sécréter davantage d'adrénaline, laquelle viendra s'ajouter à l'adrénaline déjà produite par le système orthosympathique. L'organisme est alors prêt à l'action.

Cette activation mobilise les ressources énergétiques du corps : élévation de la fréquence cardiaque et pulmonaire avec montée de la tension artérielle et dilatation bronchique ; augmentation de la contraction musculaire ; modification de la répartition du sang dans l'ensemble de l'organisme, avec apport privilégié au cœur, aux poumons et aux muscles, mais aussi au cerveau pour augmenter la vigilance et l'éveil, et diminution de l'apport aux autres viscères (estomac, intestin grêle, côlon) et à la peau ; hyperglycémie grâce à la conversion du glycogène en glucose par le foie. Enfin, le système immunitaire est mis à contribution à travers l'activation des organes lymphoïdes et de leurs mécanismes de défense.

Cette mobilisation des ressources défensives permet, sur le plan comportemental, la lutte ou la fuite, ou du moins l'attente en tension. Grâce à ce stress aigu, l'organisme s'adapte rapidement et efficacement pour faire face.

Tout peut se calmer...

Si le choc émotionnel n'est pas trop intense ou s'arrête rapidement, ou si le terrain biologique du sujet n'est pas trop atteint par des agressions antérieures, la « phase d'alarme » va s'étendre, l'organisme va vite se rééquilibrer et la maladie inconnue disparaître... mais peut-être pas tout à fait, et c'est là le problème.

L'émotion va relâcher sa pression sur l'hypothalamus. L'action activatrice de ce dernier sur le système neurovégétatif diminuera. Les troubles fonctionnels de la maladie inconnue s'amenderont car la balance sympathique pourra se débloquer et retrouver son rôle dans l'autoguérison grâce à sa branche parasympathique. La tension sur l'axe du stress baissant elle aussi, les signes précédents de la phase d'alarme se régulariseront. De tout cela le sujet retirera la sensation d'avoir les « jambes coupées », un besoin de récupérer et... une envie d'uriner.

Il va subsister toutefois une certaine fragilité émotionnelle qui fera le lit de la maladie inconnue, celle-ci pouvant continuer à évoluer à bas bruit pour son propre compte et resurgir à tout moment même pour d'infimes émotions.

Tout peut continuer...

Si le choc émotionnel est trop intense, inhabituel ou durable (quelques heures, jours ou semaines), les mécanismes précédents vont se poursuivre. Le système PNEIB va être activé cette fois dans son ensemble, les signes fonctionnels orthosympathiques du début vont s'amplifier et la «**phase de résistance**» du syndrome général d'adaptation se met alors en place.

L'hypothalamus va stimuler davantage l'axe du stress qui va appeler en renfort, cette fois-ci, les glandes corticosurrénales (partie périphérique des glandes surrénales), toujours à travers l'hypophyse. Il y aura alors sécrétion de cortisol, lequel va renforcer les mécanismes de défense de la phase précédente d'alarme, afin de conforter l'organisme dans son adaptation biologique et comportementale : il accentue la fréquence cardiaque et respiratoire, augmente la production de glucose par le foie, utilise nos stocks de lipides pour produire de l'énergie, inhibe la croissance corporelle, approvisionne avec des nutriments et de l'oxygène le système nerveux central, ainsi que les muscles de l'action. Au niveau comportemental, il entraîne une vigilance accrue vers l'agent stressant, ainsi qu'une inhibition des comportements alimentaires et reproducteurs.

Cette phase permet à l'organisme de s'adapter durablement et avec efficacité aux facteurs de stress engendrés notamment par la vie moderne. À ce stade, on note un abaissement des défenses immunitaires, ce qui peut paraître étonnant puisque l'axe du stress est chargé de nous défendre contre les agressions extérieures, mais cela s'explique très bien par le fait que si le système immunitaire est trop activé, il peut se retourner contre l'organisme lui-même et devenir dangereux. L'immunité de l'organisme étant moindre, peuvent apparaître alors quelques maladies infectieuses (rhumes, bronchites, angines, sinusites, états grippaux, herpès par exemple), non parce qu'on les a « attrapées », mais que tout simplement les virus ou bactéries, toujours présents dans notre environnement ou en nous, trouvent un terrain favorable pour s'exprimer.

De plus, un processus qui, contrairement à ce que l'on pense souvent, est nécessaire et salutaire pour notre bonne santé va se retrouver stimulé par le système sympathique : il s'agit de la réaction inflammatoire.

Notre défense de base comprend, comme nous l'avons vu, la stimulation du système PNEIB, ainsi qu'une inflammation a minima qui maintient la réaction immunitaire en alerte et permet de solutionner toutes les mini-agressions de l'environnement sur notre organisme : les petites blessures, les attaques bactériennes et virales qui surviennent souvent à bas bruit sans que nous en ayons la notion – on n'a alors pas de fièvre, ou très peu, on est seulement un peu « chiffonné » et on se sent « pas dans son assiette ». Si on fait une prise de sang à une personne en bonne santé, on remarque que deux marqueurs de l'inflammation ne sont pas à zéro : la VS ou vitesse de sédimentation globulaire est à cinq millimètres à la première heure et entre dix et quinze à la deuxième heure, et la CRP ou protéine C réactive est à cinq unités. Tout cela fonctionne à notre insu, c'est l'autoguérison a minima. Notre organisme est en quelque sorte auto-nettoyant comme un four à pyrolyse.

Mais dans le cas d'une agression plus forte, le système orthosympathique va stimuler la réaction inflammatoire qui de curative va devenir petit à petit potentiellement dangereuse pour l'organisme en s'amplifiant. On note une multiplication des globules blancs et de la production de protéines inflammatoires (les cytokines avec les interleukines 1 et 6 et la TNF alpha), ainsi qu'une surproduction des molécules d'adhésion responsable, au début, de la formation de la plaque d'athérome, avec une augmentation des facteurs de coagulation favorisant la formation de caillots en augmentant la viscosité du sang.

Heureusement, à ce stade, des mécanismes de rétrocontrôle existent qui vont freiner l'hypothalamus, car son activation peut maintenant devenir nocive. Le système orthosympathique se calmera et le parasympathique pourra agir. Ainsi l'hypophyse relâchera son emprise sur l'axe du stress. Ces mêmes mécanismes de feed-back vont moduler la réaction inflammatoire et la réponse immunitaire pour qu'elles restent suffisamment efficaces sans être délétères.

Tout peut s'aggraver...

Malheureusement, si l'emprise émotionnelle, avec l'activation de l'orthosympathique et de l'axe du stress comme corollaires, se poursuit encore, le système général d'adaptation va être débordé et favoriser l'apparition de nombreuses maladies.

La sécrétion de cortisol, en augmentant, va entraîner ces effets délétères :

— Abaissement des défenses immunitaires avec diminution de la résistance aux infections et aggravation des réactions allergiques.

— Dégradation progressive des protéines musculaires (fonte des muscles), osseuses (diminution de la trame minérale avec fragilisation de l'os) et de la peau (aspect vieillot prématuré).

— Augmentation exagérée de sucre dans le sang (apparition d'hyperglycémie) avec résistance à l'action régulatrice de l'insuline qui peut mener au diabète de type 2.

— Perturbations du métabolisme des graisses avec augmentation du cholestérol et des triglycérides associée au dépôt de graisse au niveau des organes et de l'abdomen.

— Aggravation des tachycardies avec risque de fibrillations cardiaques ; augmentation de la sensibilité à l'angiotensine entraînant une hypertension artérielle ; menace d'infarctus du myocarde et d'accidents vasculaires cérébraux.

— Aggravation de tous les symptômes de l'intestin irritable ; augmentation de l'acidité gastrique pouvant entraîner l'apparition d'ulcères.

— Altération des cellules cérébrales avec atteinte de l'hippocampe, de l'amygdale et du cortex préfrontal, sur un fond de dépression nerveuse.

— Dérégulation des hormones thyroïdiennes, de l'hormone de croissance et des hormones sexuelles (dysfonctionnement des règles ou arrêt des menstruations).

La réaction inflammatoire va s'accentuer et devenir une inflammation chronique systémique, c'est-à-dire diffuse dans l'ensemble de l'organisme, qui peut être « bruyante » (par exemple, les atteintes rhumatismales douloureuses et invalidantes ou les maladies neurodégénératives comme la sclérose en plaques et peut-être la maladie d'Alzheimer) ou « silencieuse », favorisant et entretenant ainsi toutes les pathologies vues ci-dessus.

Tout peut s'effondrer...

Si le choc émotionnel a été beaucoup trop violent dès le début ou s'il est récurrent et devient chronique – comme dans le stress larvé de la vie moderne –, cette auto-agression de l'organisme s'accentue et ouvre la porte aux maladies auto-immunes pouvant aller jusqu'au cancer. Alors apparaît la « **phase d'épuisement** ».

L'axe du stress ou corticotrope n'est plus sous contrôle. En effet, ses mécanismes de rétrorégulation sont débordés, et tous les systèmes précédents, qui contribuaient à la bonne marche adaptative de l'organisme, s'épuisent progressivement. On note une augmentation de la taille des glandes surrénales puis leur diminution, une involution du thymus (glande immunitaire) avec une altération accentuée de la réponse aux infections, une baisse du taux de glucose avec épuisement hépatique et fonte musculaire aggravée, ainsi que différents dysfonctionnements cellulaires ouvrant la voie à toutes les pathologies.

Le système immunitaire, déstabilisé, induit une déviation fonctionnelle des cellules immunocompétentes qui agressent l'organisme lui-même pour donner les maladies auto-immunes (maladie de Basedow, thyroïdite d'Hashimoto, purpura thrombopénique, polyarthrite rhumatoïde, syndrome de Guillain-Barré, maladie de Gougerot-Sjögren), ainsi que de nombreux cancers, pour ne citer que quelques exemples car la liste est, malheureusement, beaucoup plus longue.

Selon Barlow, Paulhan et Bourgeois, 80 % des patients consulteraient pour des maladies liées au stress. Cela rejoint ce que nous disions au début de cet ouvrage : la maladie inconnue qui s'appuie aussi sur l'axe du stress, a une fréquence de près de 80 % dans la pratique médicale quotidienne. Chrousos et Gold font de l'hyperactivité ou de l'hypoactivité du système régulateur du stress le point de départ de nombreuses pathologies, y compris psychiatriques. Je ne peux que leur donner raison.

Et la maladie inconnue dans tout ça ?

Résumons. Au départ, l'émotion active le système neurovégétatif dans sa branche orthosympathique et donnera la maladie inconnue, avec son cortège de signes cliniques. Parallèlement sera activé l'axe du stress qui, si l'état émotionnel perdure, sortira de son rôle d'adaptateur de l'organisme aux situations de vie (syndrome général d'adaptation de Selye) pour se muer en agresseur à travers la sécrétion de plus en plus abondante de cortisol et par l'accentuation de la réaction inflammatoire qui devient systémique. En même temps, la maladie inconnue va également accentuer son agression au niveau des organes et aggraver leur déséquilibre, en les amenant à exprimer un dysfonctionnement organique.

Nous pouvons donc dire que c'est une seule et même maladie, la maladie inconnue, qui avec l'« aide » de son partenaire, l'axe du stress, prendra progressivement la forme de toutes sortes de pathologies. Par voie de conséquence, comme nous le verrons plus loin, nous pourrons soigner très longtemps toutes ces pathologies en traitant simplement la maladie inconnue. Jusqu'à une frontière marquée par le début de la destruction de l'organe, quand les forces de guérison, « excédées » de ne pas être respectées par le mode de vie du patient, se retourneront contre l'organisme et deviendront des forces de maladie organique ou de maladie auto-immune – notons au passage que la nature utilise des mécanismes identiques (système PNEIB et réaction inflammatoire) pour nous rendre malades ou pour nous guérir. Sachez que, même à ce stade, nous pourrons encore aider l'organisme en traitant la maladie inconnue, en complément des traitements traditionnels, afin d'aider ces derniers à agir efficacement en en diminuant leurs effets secondaires parfois très désagréables.

Allons plus loin... Devant le nombre croissant des signaux qui nous assaillent (chaînes de télévision, nouvelles radiophoniques instantanées et répétées, affiches publicitaires omniprésentes, téléphones portables sonnant à tout moment, connexion à Internet en continue, etc.), nous n'avons pratiquement plus de retour au calme, ni d'instant vraiment à nous ; du coup, nous avons de plus en plus de difficultés à rester dans la zone de l'équilibre ortho- et parasympathique et de l'*eustress* physiologique. Or ces micro-traumatismes sensoriels divers ne sont pas sans dommage sur notre santé, car ils instillent un stress à bas bruit, non perceptible, mais suffisamment présent pour perturber jour après jour notre équilibre biologique et par conséquent notre santé. C'est peut-être en partie à cause de cela que la société actuelle est pleine de colère et d'agressivité.

Le système myofascial

Mais le système neurovégétatif et l'axe du stress ne sont pas les seuls à faire vibrer l'émotion dans le corps et à participer à l'adaptation – ou à la maladie – de notre organisme. Il existe une troisième voie, empruntée par l'émotion pour se « matérialiser » : le système myofascial.

Toujours sous l'égide de l'hypothalamus, véritable pivot de la relation émotion-corps, une vasodilatation est déclenchée au niveau des muscles squelettiques, les préparant de la sorte à l'action, ainsi que conjointement une mise sous tension des motoneurones gamma, neurones qui commandent la statique corporelle. Par cette double action, le tonus musculaire de base augmente pour faire face à toute situation.

De plus le système endocrinien (toujours initié par l'hypothalamus) induit, à travers la STH (hormone somatotrope ou hormone de croissance), la sécrétion de la somatomédine qui, par une série de réactions métaboliques, va stimuler la synthèse des protéines et donc renforcer les besoins en masse musculaire.

Le partenaire du muscle, le fascia, va profiter de cette sécrétion de somatomédine pour activer la synthèse de son constituant principal, le fibroblaste. L'augmentation en nombre de ces cellules va renforcer la trame conjonctive fasciale, permettent ainsi au muscle en tension d'être parfaitement soutenu. Tout est en place pour une fuite ou une lutte éventuelles, si l'adaptation le demande. Le couple myofascial se tient prêt : le muscle est tendu et sa gaine conjonctive aponévrotique le soutient solidement.

Malheureusement, dans notre monde moderne nous ne pouvons pas toujours, comme nous l'avons vu, exprimer nos émotions par la fuite ou la lutte, deux actions dynamiques. Nous sommes le plus souvent dans l'attente en tension ou inhibition de l'action, comme l'a démontré le professeur Laborit. D'après ce dernier, cette inhibition est la cause de la plupart de nos maladies. Cela se vérifie au niveau du système myofascial. En effet, l'émotion non éliminée par l'action induit un processus de rétention, qui affecte le muscle et son enveloppe conjonctive. Le programme neuromoteur continue son emprise sur le tonus musculaire de base postural et accentue alors la contracture musculaire primitive.

Le fascia va, dans un premier temps, se fragiliser notamment par la raréfaction de ses fibroblastes. Cette situation va entraîner une dysfonction ostéopathique, c'est-à-dire une réduction du mouvement normal des muscles de l'articulation concernée. Cela provoque une réaction inflammatoire locale. Le fascia va alors, après sa phase initiale de fragilisation, se densifier à nouveau par la synthèse des fibroblastes, nécessaires au processus de cicatrisation. Là, le système myofascial entre dans un cercle vicieux : la densification du tissu interstitiel augmente le tonus musculaire, qui augmente à son tour l'effet densifiant sur le fascia.

En résumé

Le système neurovégétatif et l'axe du stress participent à la construction de la maladie inconnue. À ces deux premiers « partenaires » viennent donc s'ajouter les tensions des fascias et des muscles, qui donneront des douleurs myofasciales (myo = muscle) ou syndrome myofascial.

La maladie inconnue sera donc composée du dysfonctionnement des organes internes et du syndrome myofascial.

Il nous reste maintenant à la décrire précisément et à lui donner un nom.

III

La maladie inconnue

1

La maladie inconnue et ses satellites

Mon médecin, c'est celui qui accepte, ordinairement, de moi que je l'instruise sur ce que, seul, je suis fondé à lui dire, à savoir ce que mon corps m'annonce à moi-même par des symptômes dont le sens ne m'est pas clair.

Georges CANGUILHEM

Où nous voyons qu'une maladie fonctionnelle n'est autre que la maladie inconnue qui peut prendre diverses formes.

Une autre prise de conscience

Je me souviens d'une rencontre, il y a quelques années, avec le docteur Claude Meunier, jovial et très érudit médecin du Sud-Ouest, lors d'un séminaire dans la région lyonnaise. Il me parla à l'époque d'une sorte de no man's land prépathologique formé de signes cliniques oscillant entre la bonne santé et la maladie, réversibles si l'atteinte ne durait pas trop longtemps (c'est également lors de notre échange qu'il me montra l'importance du système neurovégétatif). Déjà passionné moi-même par la médecine traditionnelle chinoise, j'évoquai, en guise d'échange, l'énergie vitale, le *qi*, et les méridiens d'acupuncture. C'est ainsi que, jusque tard dans la nuit, nous pûmes comparer avec passion nos deux approches, occidentale et orientale, et bien sûr trouver une foule de similitudes qui m'émerveillent encore aujourd'hui.

Cette notion de prépathologie, de signes avant-coureurs de la maladie me surprit et m'enthousiasma. S'ouvrait alors brusquement pour moi une médecine en trois dimensions. On ne tombait pas malade par hasard un matin en se levant, mais on « fabriquait » sa pathologie au cours du temps, parfois sur plusieurs années, en passant justement par ce stade prépathologique.

Je me dis que si on pouvait diagnostiquer ce no man's land avec une sémiologie précise, c'est-à-dire une série de signes cliniques clairement identifiés, on serait à même d'empêcher que l'organisme aille dans le cul-de-sac de la maladie organique avérée, partie émergée de l'iceberg, terme du parcours pathologique. Je décidai donc de me consacrer totalement à cette recherche qui me semblait d'une importance primordiale. Il fallait que j'approfondisse cette étude de la phase préorganique des maladies qui ne pouvait qu'être fructueuse pour le patient, car par là on identifierait celles-ci avant qu'elles ne deviennent vraiment des pathologies dangereuses, douloureuses et difficilement réversibles. Mon expérience me montra plus tard que soigner même une maladie installée avec le traitement de la maladie inconnue pouvait, à mon grand étonnement, donner des résultats tout à fait surprenants sur l'affection organique.

Maladie fonctionnelle et prépathologie

Qu'est-ce qu'un malade fonctionnel ? Le docteur René Held l'explique fort bien dans son allocution inaugurale du premier colloque du praticien sur la pathologie psychofonctionnelle en 1970 : « Il s'agit de malades que les praticiens ne parviennent pas à faire entrer dans les cadres morbides qu'ils connaissent. Dans un premier mouvement, ils les envoient aux consultants spécialisés, considérés alors comme des experts : cardiologues, gastro-entérologues, etc., qui, ne leur trouvant rien non plus, s'en débarrassent... sur le généraliste. Ce dernier, de guerre lasse, envoie alors ce malade au psychiatre, qui décrète qu'il ne s'agit pas d'un malade pour lui, et en fait retour au généraliste... qui le garde et utilise le terme qui lui paraît le plus vague de tous "fonctionnel" pour le désigner. »

L'intérêt de l'oligothérapie

À l'époque de mes recherches, cela m'évoqua les travaux du docteur Ménétrier, fondateur de l'oligothérapie, dont un visiteur des laboratoires Oligosols m'avait parlé en me présentant sa gamme d'oligoéléments faite de cuivre, d'or, d'argent, de manganèse, de cobalt entre autres. Ces éléments naturels agissent à doses très faibles, à l'état de traces, en favorisant les réactions enzymatiques de toutes les réactions biochimiques de nos cellules. Ils sont particulièrement efficaces dans ce que le docteur Ménétrier nomme, également, la « maladie fonctionnelle » et qui rejoint totalement ce que je pense de la maladie inconnue. En effet, pour lui, la maladie fonctionnelle est un état intermédiaire de désordre psychosomatique situé entre la bonne santé et la maladie véritable et un stade de dysfonctionnement et de dysrégulation des fonctions normales de l'organisme.

Il décrit quatre diathèses, c'est-à-dire quatre stades de signes spécifiques de cette maladie fonctionnelle :

— La diathèse hyperréactive ou allergique : urticaire, œdème de Quincke, eczéma, asthme, migraines, douleurs multiples, diffuses et changeantes par exemple. Les oligoéléments manganèse, soufre et l'iode sont alors préconisés.

— La diathèse hyporéactive ou hyposthénique à tendance infectieuse : acné, cystites récidivantes, rhinopharyngites, bronchites récurrentes entre autres. Le cuivre associé au manganèse et au soufre se justifie alors.

— La diathèse dystonique ou spasmodique : colites, ballonnements abdominaux, douleurs de la région cardiaque (précordialgies), instabilité de la tension artérielle, troubles de la ménopause, pour ne citer que les symptômes essentiels. Le manganèse, le cobalt et le magnésium seront efficaces dans le cas.

— Enfin la diathèse anergique montrant l'épuisement progressif des systèmes de défense de l'organisme : asthénies et états dépressifs accompagnant ou suivant les maladies infectieuses, atteintes rhumatismales chroniques, accès périodiques inexpliqués de température pour les signes les plus présents. C'est essentiellement le cuivre, l'or et l'argent qui seront prescrits.

Cette approche m'apporta deux choses. Tout d'abord, le fait que certains médecins s'étaient déjà posé la question de cette pathologie intermédiaire, prélésionnelle, apparaissant et disparaissant selon l'intensité du *stressor* et la qualité des défenses de l'organisme m'encouragea dans mes recherches. D'autre part, l'oligothérapie m'apprit que l'on pouvait soigner les patients avec des doses infimes de remèdes, loin des « lourds » médicaments allopathiques.

J'avais, avec ce premier classement des signes cliniques, une approche intéressante de cette pathologie inconnue. Je venais de plus d'apprendre que c'était une pathologie fonctionnelle, ce qui conforta mon idée de prémaladie organique. Mais cela ne me satisfaisait pas totalement, car les symptômes, d'expérience, me semblaient plus nombreux encore et surtout la classification et l'ordre des diathèses ne me paraissaient pas adéquats.

C'est alors que je m'aperçus que l'homéopathie pouvait, avec ses pathogénésies, c'est-à-dire sa description très fouillée des remèdes, et son approche très fine de la pathologie, enrichir ma recherche et répondre à nombre de mes questions encore en suspens.

La pathogénésie homéopathique

Les remèdes homéopathiques ont été expérimentés, au cours du temps, sur des sujets sains avec des substances à doses plus ou moins diluées jusqu'à ce que des signes « maladifs » apparaissent. On recueillait ensuite tous ces symptômes qui forment ce qu'on appelle la « pathogénésie » (du grec *pathos*, « souffrance », *gennân*, « engendrer ») du médicament homéopathique. Maintenant, lorsque l'on donne ce remède à un patient présentant les signes correspondants, ils disparaissent ; c'est le principe du traitement homéopathique et sa notion de similitude.

En m'attelant à la lecture détaillée de plus de trois cents de ces remèdes, parmi les plus importants et les plus prescrits, je retrouvai, et souvent dans plusieurs descriptions pathologiques, tous les signes cliniques qui m'intriguaient depuis toujours – ceux de la maladie inconnue, qui devenait pour moi, de moins en moins inconnue.

Mais l'apport de cette étude alla encore plus loin dans ses révélations. En effet, je m'aperçus avec bonheur que l'homéopathe classait tous les signes des remèdes dans un ordre bien précis, ce qui était une de mes préoccupations depuis le début. Car j'avais bien imaginé que, la maladie se construisant au cours du temps, Dame Nature devait avoir prévu une progression dans sa gravité. C'est ainsi que je compris que, suite à un choc émotionnel, ce sont les signes psychosensoriels qui apparaissent en premier, puis les signes fonctionnels et enfin les signes organiques ou lésionnels.

La confirmation de la médecine traditionnelle chinoise

Ma deuxième grande référence étant la médecine traditionnelle chinoise, je me devais de vérifier s'il existait chez elle la même notion. Ce fut bien sûr le cas, cette médecine ancienne ayant très bien observé les « mécanismes » intimes de la maladie. La seule différence réside dans les termes, l'atteinte du terrain PNEIB devenant les « blessures intérieures » et les chocs émotionnels les « maux extérieurs », ce qui est judicieux, me semble-t-il, par rapport à ce que l'on a mis en place jusqu'ici.

La médecine traditionnelle chinoise confirma également une deuxième dynamique, existant aussi en homéopathie, celle de l'ordre de la guérison. Cette dernière s'accomplit dans le sens inverse de la progression de la pathologie, c'est-à-dire que disparaissent d'abord les troubles organiques ou lésionnels, puis les troubles fonctionnels et enfin les troubles psychosensoriels avec un nouvel équilibre émotionnel.

La dynamique de la pathologie

Je pus ainsi déterminer la progression suivante :

— Une *information* provient de l'environnement et/ou du milieu intérieur.

— Cela détermine une *émotion* agissant sur la *sensation* cénesthésique, ou impression globale du corps, avec des *troubles psychosensoriels* (sensation de malaise général, de mal-être) et une cénestalgie (perception douloureuse du corps).

— Apparaissent alors des *troubles fonctionnels*, bénins, très présents ou très labiles et facilement réversibles, n'affectant pas l'intégrité des organes et signant simplement une dysharmonie de ces derniers.

— Quand cette dysharmonie se perpétue dans le temps apparaît une atteinte physique de l'organe ou *maladie organique*.

Le profil et le contenu de la maladie inconnue commençaient vraiment à prendre forme. Il me restait maintenant à vérifier si d'autres maladies semblables n'avaient pas déjà été identifiées, car au cours du temps et selon les modes médicales, des pathologies ayant des caractéristiques proches de la maladie inconnue ont été décrites.

• La spasmophilie

Maladie « en vogue » il y a quelques années, la spasmophilie semble avoir disparu, comme par enchantement, des cabinets médicaux. Sachant que les laboratoires pharmaceutiques sont passés maîtres dans l'art de « fabriquer » des maladies qu'elles relieront, comme par hasard, aux médicaments qu'elles viennent de mettre au point, on peut se demander si la spasmophilie ne serait pas devenue une maladie « orpheline ». Car, ne nécessitant qu'un peu de calcium, de magnésium, quelques calmants et autres antidépresseurs, elle n'est peut-être pas assez rentable. À noter que le calcium a été recyclé – et beaucoup plus cher – dans le traitement de l'ostéoporose.

La spasmophilie semble due à « une instabilité spéciale du système qui contrôle à la fois le métabolisme cholinergique et l'excitabilité neuromusculaire ». Elle est inapparente et ne s'exprime, comme la maladie inconnue, que lorsque des facteurs, souvent émotionnels, libèrent son expression.

C'est une maladie constitutionnelle, c'est-à-dire une prédisposition, souvent héréditaire, aux crises de tétanie. La vraie spasmophilie, appelée aussi « tétanie chronique constitutionnelle » ou « hyperexcitabilité neuromusculaire », comprend, comme nombre de pathologies, des signes psychiques, des signes généraux ou psychosensoriels (touchant l'ensemble de l'organisme) et des signes locorégionaux affectant tel ou tel organe.

Le signe principal retrouvé dans 90 % des cas est la fatigue, une asthénie matinale qui donnent au sujet l'impression de ne pas s'être reposé pendant la nuit et bien que s'améliorant au décours de la journée, s'accompagnent de « coups de pompe » brutaux, pouvant aller jusqu'à une sensation d'anéantissement total. Tout cela est associé à une frilosité alternant avec des bouffées de chaleur, ainsi qu'à une anorexie ou une boulimie.

Les signes psychosensoriels seront tout d'abord des paresthésies, c'est-à-dire des fourmillements autour de la bouche, au niveau de la gorge, mais aussi des mains et des pieds. Ce seront ensuite des signes d'hyperexcitabilité neuromusculaire, avec des crampes et, à un degré moindre, des myoclonies (tressautements musculaires involontaires), ou clonies palpébrales (les paupières qui « sautent »). On note aussi des tensions au niveau du cou, du dos et de la région lombaire qui, par leur constance, désespèrent les patients, mais aussi les rhumatologues du fait de l'absence de signes pathologiques sur les images radiologiques.

Tout cela peut s'accompagner de troubles vasomoteurs, c'est-à-dire de spasmes des vaisseaux sanguins avec migraines semi-permanentes ou par crises, de lipothymies, c'est-à-dire des pertes de connaissance brèves avec malaise, et d'hypotensions orthostatiques au changement brusque de position ou lors de contrariétés intenses.

Enfin, on peut retrouver des troubles de vasoconstriction au niveau des extrémités, variant des doigts froids jusqu'au syndrome de Raynaud (doigts tout blancs et douloureux).

Les troubles spasmophiliques peuvent toucher également, chez la femme, le système gynécologique (douleurs pelviennes en dehors ou pendant les règles, ainsi que vaginisme ou frigidité) et être cause chez l'homme d'éjaculation précoce et d'impuissance.

Ils concernent, selon les auteurs, de 12 % à 20 % de la population française. Cela fait entre six à dix millions de sujets spasmophiles en France, proportion que l'on retrouve dans tous les pays industrialisés. Ces chiffres me paraissent excessifs ; ils reflètent peut-être surtout le fait que le médecin a tendance, au moindre spasme et malaise neurovégétatif, à lui donner cette étiquette.

• La fibromyalgie

La spasmophilie ayant manifestement perdu de son intérêt, voici que fleurit maintenant dans la littérature médicale et dans la presse grand public une nouvelle maladie, cousine germaine de la première, mais beaucoup plus intéressante pour les laboratoires. C'est que la fibromyalgie met, par son polymorphisme, nombre de spécialités médicales à contribution : rhumatologie, gastro-entérologie, psychiatrie, endocrinologie, rééducation fonctionnelle, etc. Elle permettrait peut-être, par la multitude de prescriptions possibles, de relancer un marché du médicament en perte de vitesse.

Attention : il ne s'agit pas, ici, de nier la réalité de la spasmophilie ni celle de la fibromyalgie, mais de les remettre à leur juste place en parlant plutôt médecine que marketing médical. Il est évident que les patients souffrant de ces troubles ne sont pas des affabulateurs. Mais j'affirme que ces pathologies sont surdiagnostiquées par rapport à la maladie inconnue.

« Fibrosite », « polyinsertionite », « polyenthésopathie », « syndrome fibromyalgique », « myofibrosite », « myofasciite », « rhumatisme de tension », « rhumatisme musculaire psychogène » « syndrome polyalgique idiopathique diffus » (SPID), « fibromyalgie primitive » : pas moins de dix noms différents ont été donnés à cette affection depuis un siècle, pour aboutir au nom très contesté et peu adapté de « fibromyalgie » car, s'il y a effectivement myalgie (douleur musculaire), il y a très rarement de fibrose (transformation fibreuse du tissu musculaire). Actuellement, une autre appellation apparaît, surtout dans le monde du travail, celle de « troubles musculo-squelettiques », mais cette dénomination recouvre la même pathologie.

Qu'est-ce que la fibromyalgie ? Pour nous c'est tout simplement la maladie inconnue qui a « vieilli », c'est-à-dire qui a subi, sur une longue période, stress et traumatismes divers pratiquement en continu, ce que j'appelle le « stress larvé ». Cela a davantage ancré la pathologie fonctionnelle, sans en venir pour l'instant à la maladie organique, et a augmenté les tensions musculaires, en rendant les points douloureux plus nombreux. C'est comme si le patient, « refusant » de passer à la pathologie lésionnelle des organes internes, ou de sombrer dans la dépression ou l'angoisse, préférait mettre sa souffrance au niveau musculaire pour se préserver le plus longtemps possible d'une maladie plus grave.

Cette interprétation personnelle, que j'enseigne depuis des années dans mes séminaires de médecine émotionnelle et d'homéopathie émotionnelle, vient d'être reconnue par la médecine officielle. En effet, des découvertes récentes montrent qu'une perception exagérée de la souffrance, suite à des stress trop importants ou prolongés, entraîne un dysfonctionnement des mémorisations de la douleur. Cela déclenche un blocage neuro-hormonal abaissant le seuil de tolérance à la douleur, et la sécrétion aberrante de deux médiateurs du stress : la sérotonine et la noradrénaline.

Mon expérience me fait dire que bien que ma patientèle soit constituée essentiellement de malades souffrant de ces problèmes émotionnels, la fibromyalgie telle que décrite par la médecine officielle n'existe pratiquement pas. Il faut sortir de ces tableaux cliniques qui n'intéressent que les orateurs des congrès médicaux, pour les confronter à la réalité quotidienne du cabinet. Encore une fois, si la fibromyalgie vraie existe, la plupart du temps c'est de la maladie inconnue qu'il s'agit, qui a évolué selon les *stressors* et l'ancienneté de la pathologie.

Une enquête relativement récente (Panorama du Médecin du 23 juin 2008) montre qu'en France il faut deux ans et sept mois pour établir un diagnostic après la première consultation, ce qui laisse largement le temps à la maladie inconnue de s'aggraver et devenir effectivement une fibromyalgie. Sans compter que, toujours d'après cette étude, les patients mettent onze mois avant de consulter pour la première fois, et que deux tiers des médecins généralistes se déclarent en difficulté pour diagnostiquer cette maladie.

• La fatigue chronique

Décidément jamais avare de concepts réducteurs, la médecine classique a également individualisé une autre pathologie : le syndrome de fatigue chronique. Cette maladie n'est pas vraiment nouvelle, elle a déjà connu son heure de gloire en 1982, à la suite de plusieurs publications anglo-saxonnes qui l'avaient surnommée la « maladie des yuppies » (acronyme pour *young urban professionals* car elle touchait presque électivement des sujets jeunes, très actifs, à grosses responsabilités professionnelles, vivant dans le stress et en milieu urbain (traders et fameux golden-boys). On pensait à l'époque qu'elle était due à un nouveau virus (quand on ne trouve pas de cause véritable à une pathologie, on l'a vu, on accuse toujours un agent viral) ou au virus Epstein Barr (EBV).

Le syndrome est sûrement encore plus ancien car depuis vingt ans on appelait « encéphalomyélite myalgique bénigne», «maladie irlandaise» ou «neuromyasthénie épidémique», une maladie semblable. De plus, deux psychiatres canadiens de Toronto, Susan Abbey et Paul Garfinkel, en comparant les symptômes de cette pathologie à ceux d'autres maladies décrites dans les siècles derniers, ont montré que ce syndrome est en fait très proche d'un autre beaucoup plus vieux, la neurasthénie. George Beard avait en effet colligé en 1869 une série de trente cas d'une maladie qu'il avait appelée ainsi, à partir de l'expression grecque signifiant «manque de force dans les nerfs». Chaque cas de neurasthénie, écrivait-il, était un cas unique. Ils appartenaient tous à la même maladie, avec une même étiologie, une même évolution, un même pronostic et un même traitement. «La neurasthénie, ajoutait Beard, est l'Afrique centrale de la maladie : une terre inexplorée dans laquelle peu d'hommes ont pénétré et au sujet de laquelle ceux qui ont parlé ont été incompris».

Pour moi, la *terra incognita* actuelle est au cœur de nous-mêmes, c'est justement la maladie inconnue.

Allons plus loin... La neurasthénie est, selon le *Dictionnaire des termes de médecine Garnier-Delamare*, une névrose se manifestant souvent chez les déprimés et présentant comme caractères fondamentaux une hypotonie musculaire et artérielle, une diminution plus ou moins caractérisée des sécrétions glandulaires, accompagnée de céphalée, de rachialgie et de dyspepsie gastro-intestinale. Ces troubles entraînent de l'insomnie, une sensation de grande fatigue et déterminent un état mental particulier où dominent la tristesse, la crainte et l'indécision.

• Le *burn out syndrom*

C'est le dernier avatar, la dernière invention de la médecine universitaire, et pour faire plus chic on a gardé son nom anglo-saxon. En français, c'est le « syndrome d'épuisement professionnel » qui, bien sûr, n'atteint pas que les cadres dynamiques à l'ambition démesurée, mais aussi toute personne aux prises avec les difficultés de la vie.

Pour ma part, là encore, cette pathologie n'est que l'aboutissement logique de la maladie inconnue, quand tous les signaux de mal-être du corps ont été refusés et niés. Elle n'est ni plus ni moins qu'une forme ou plutôt une aggravation de la fatigue chronique, quand au terme de toutes les souffrances endurées et différents stades que je décris (DNV, fibromyalgie, fatigue chronique) l'organisme s'écroule. Et comme le disent en 1974 Herbert et Freudenberger, psychologues initiateurs de cette « découverte » : « Certaines personnes sont parfois victimes d'incendie comme des immeubles. Sous l'effet de la tension, leurs neurones en viennent à se consumer comme sous l'action des flammes, ne laissant qu'un vide immense à l'intérieur, même si l'enveloppe externe semble plus ou moins intacte. »

Ces patients sont arrivés après ce long parcours au terme de la maladie inconnue et il ne reste plus qu'un grand vide existentiel. Les nombreux signaux, comme autant de bouteilles à la mer envoyées par le système neurovégétatif pour alerter sur le risque de surcharge émotionnelle, ont été ignorés. Il fallait continuer à avancer coûte que coûte, toujours pour de bonnes raisons bien sûr, l'avancement, le travail «hyper-important» qu'il convenait de terminer rapidement, ainsi que toutes les contraintes soi-disant indispensables. Il y a eu surchauffe de l'organisme, le danger somatique a été minimisé et, dans un dernier effort de survie, l'organisme a choisi, à la place du sujet, le coupe-circuit salvateur du *burn out syndrom* pour ne pas subir de plus gros dégâts corporels et bien sûr éviter la mort subite toujours possible – il n'y a qu'à voir le nombre de cadres japonais victimes de cette issue finale.

En résumé

Il existe une maladie inconnue autour de laquelle la médecine classique semble tourner. Fidèle à ses habitudes, elle morcelle les pathologies sans voir qu'il s'agit, en fait, d'une seule et même entité, à différents stades de gravité.

2

Nom et description de la maladie inconnue

C'est notre complexité même, les dédales de notre organisme qui nous rendent vulnérables. Les innombrables systèmes et mécanismes qui nous composent sont sujets à toutes sortes de minuscules dérèglements, d'infimes tours de clef, qui risquent de se répercuter tout au long d'une interminable chaîne d'interactions méticuleusement réglées et coordonnées.

Lewis THOMAS

Où l'on apprend, enfin, le nom de la maladie inconnue, comment elle est reliée à la grande connexion formée de la psycho-neuro-endocrino-immuno-bioénergétique (PNEIB) et du tissu conjonctif (matrice extracellulaire et fascias), et quels sont ses signes cliniques.

La dystonie neurovégétative : no man's land et fil d'Ariane

C'est l'émotion, vous l'avez compris, qui va faire vibrer la grande trame interconnectée (PNEIB et tissu conjonctif) reliant l'ensemble des composants de notre organisme, et entraîner ainsi une dysharmonisation des mécanismes régulateurs de l'homéostasie. C'est alors que va naître la maladie inconnue.

Au hasard des différents écrits et travaux étudiés au cours de mes recherches, un nom apparaissait de temps à autre, celui de « la dystonie neurovégétative » (du grec *dus*, « difficulté », et *tonos*, « ressort, pression »), mais sa description manquait de précision et cette dénomination n'était le plus souvent utilisée que pour une infime partie des troubles fonctionnels décrits. Alors que, comme nous l'avons montré plus haut, lors de l'impact émotionnel sur l'hypothalamus, un seul acteur, ayant le pouvoir d'action sur l'ensemble des organes, se manifeste immédiatement : le système neurovégétatif.

Ce dernier se trouve déstabilisé et déclenche, par sa branche orthosympathique de stimulation, une dysharmonie globale des organes, avec de nombreux signes fonctionnels, l'axe du stress venant en renfort dans un deuxième temps, très court toutefois, en aggravant les signes neurovégétatifs au niveau de ces mêmes organes. Par sa réactivité et son polymorphisme, le système neurovégétatif est bien le support idéal pour le diagnostic de souffrance organique à son début, c'est-à-dire la souffrance fonctionnelle. C'est le chaînon manquant de la pathologie qui permet de relier notre psyché à la maladie organique vraie et de juger de la profondeur de l'impact émotionnel sur notre organisme.

La dysharmonie du système neurovégétatif induit bien la maladie inconnue que nous cherchions, c'est pourquoi nous appellerons celle-ci **dystonie neurovégétative (DNV)**.

Peu importe l'information déstabilisante perçue – mauvaise nouvelle ou pensée, choc physique ou thermique (trop chaud ou trop froid), intoxication, par exemple –, c'est toujours l'émotion, avec au premier chef l'anxiété, qui sera produite par le circuit de Papez-MacLean et ce sera toujours elle qui agira au niveau du système neurovégétatif et déclenchera la DNV, la seule véritable maladie émotionnelle que nous avons tous.

Par sa branche parasympathique aux vertus calmantes et immédiatement thérapeutiques, le système neurovégétatif signera également tout de suite, par la disparition de la DNV, le retour à l'équilibre biologique.

Qui contrôle le système neurovégétatif ou système autonome contrôle la DNV et, par voie de conséquence, contrôle toutes les pathologies en empêchant, le plus longtemps possible, le passage à la maladie organique.

Si l'atteinte émotionnelle n'est ni trop récurrente ni trop intense, le traitement de la DNV permettra un retour au calme rapide sans préjudice pour l'organisme. Dans le cas contraire, lorsque la maladie organique a eu le temps de s'installer, le traitement de la DNV, qui l'a accompagnée pendant tout ce parcours, permettra soit une guérison sans séquelles, soit une guérison partielle de la pathologie selon le degré de l'atteinte. Dans tous les cas, nous aurons une amélioration nette de l'état général permettant alors de vivre correctement.

Nous pouvons alors dire que la DNV, en dehors d'être un no man's land entre la bonne santé et la pathologie d'organe, est aussi un véritable fil d'Ariane qui relie notre psyché à nos organes, accompagne la pathologie jusqu'à la maladie organique et permet, la plupart du temps, lorsqu'elle est traitée, un retour à la normale, dans le silence de nos organes.

Dystonie neurovégétative et maladie psychosomatique

À ce stade de notre recherche, il convient de se poser la question suivante : la DNV est-elle une maladie psychosomatique ?

La réponse est oui, bien sûr, mais à condition d'une part de ne voir dans cette réponse aucune connotation péjorative et d'autre part de montrer la différence entre la DNV telle que décrite dans cet ouvrage et la maladie psychosomatique vraie.

La maladie psychosomatique vraie est une hypocondrie, c'est-à-dire un état où le sujet est toujours inquiet sur sa santé, se croyant vraiment atteint d'une pathologie organique plus ou moins grave selon ses humeurs. Il génère lui-même son anxiété par des troubles intérieurs, souvent imaginaires, et non pas comme pour la DNV suite à des chocs émotionnels venant de l'extérieur ou des pensées anxiogènes fondées sur la réalité. La maladie psychosomatique est, bien souvent, un « appel au secours », une névrose poussant à la transformation des troubles psychiques en troubles physiques, marquée par une anxiété très présente qui conditionne chaque acte de la vie.

Bien sûr, la maladie psychosomatique adoptera les signes de la DNV, mais ceux-ci seront alors beaucoup plus prégnants et plus difficiles à traiter car, comme disent les psychiatres, il peut y avoir une conversion hystérique, c'est-à-dire une exagération et une théâtralité des symptômes. Enfin, les patients hypocondriaques sont plus souvent sujets aux troubles somatopsychiques, car les signes physiques qu'ils génèrent les inquiètent beaucoup en retour, alimentant leur anxiété, leur angoisse et de nouveaux questionnements qui amplifient les signes fonctionnels d'origine. Ils sont pris dans un cercle vicieux dont ils ont du mal à sortir.

Il faut toutefois noter que, lorsque les signes de la DNV deviennent trop présents chez les sujets non hypocondriaques, ces derniers peuvent également entrer dans le même cercle vicieux : troubles psychosomatiques et retentissement somatopsychique.

Les quatre composantes de la DNV

La dystonie neurovégétative est partout, au cœur de toutes les maladies fonctionnelles. C'est même la maladie fonctionnelle par excellence, avec des signes cliniques que la spasmophilie lui emprunte, et des troubles myofasciaux, c'est-à-dire musculaires et tendineux, identiques à ceux de la fibromyalgie, en nombre et intensité toutefois moindres. La DNV est même au cœur de toutes les pathologies organiques.

Elle les précède, participe à leur genèse et les accompagne ensuite dans leur évolution.

Précision importante

Nous sommes bien d'accord qu'il ne s'agit pas ici de jouer à l'apprenti sorcier. Il convient bien sûr d'effectuer tous les examens complémentaires nécessaires au diagnostic d'une maladie organique sous-jacente car, comme nous l'avons vu, soit ces signes sont uniquement fonctionnels, soit ils accompagnent la maladie organique, ce qui n'est pas la même chose, même qu'il conviendra de traiter la DNV en plus de la pathologie d'organe.
Il s'agit plutôt, au terme de ces explorations, de ne pas dire au patient qu'il n'a rien, mais qu'il a une dystonie neurovégétative, signe d'une souffrance émotionnelle que l'on reconnaît, et que l'on peut traiter aisément par la vitalothérapie, comme nous le verrons plus loin.

Elle comprend des troubles émotionnels et psychiques, des signes psychosensoriels ou généraux, des signes fonctionnels d'organes et des troubles myofasciaux. **Il est ici important de comprendre que la construction de la pathologie suit toujours cet ordre : signes émotionnels puis psychosensoriels, ensuite fonctionnels et myofasciaux, débouchant sur la maladie d'organe, pratiquement seule reconnue et traitée par la médecine classique.** Quel temps perdu et quelle ignorance de la physiologie humaine !

Les symptômes de la DNV sont donc des signes d'alarme qu'il convient de reconnaître, afin de comprendre leur signification, au lieu de les négliger ou de s'en plaindre. Nous pourrons alors les traiter efficacement, avant qu'ils ne deviennent dangereux pour notre organisme.

Les troubles émotionnels

L'anxiété est pratiquement constante en nous. On sait, depuis que l'on a étudié le système émotionnel de base (SEB), que le premier signe psychique montrant qu'une information nous perturbe, c'est l'anxiété. C'est elle qui va mettre en éveil notre attention et nos systèmes de régulation et de défense. Cette émotion peut aller de la simple inquiétude jusqu'à des crises de panique, très gênantes dans la vie quotidienne, et entraînant parfois le patient à craindre la moindre sortie ou rencontre. Cette anxiété s'accompagne de nervosité, d'agacement, d'irritabilité, de colère intériorisée ou exprimée, ainsi que d'une humeur changeante.

Lorsque cette sollicitation orthosympathique a trop longtemps duré, par réaction le parasympathique peut aller trop loin dans son action. Les patients plongent alors dans un état de tristesse puis de dépression : ils n'ont « goût à rien », ruminent continuellement et fuient toute vie relationnelle. Cela s'accompagne de troubles du sommeil dans la deuxième partie de la nuit, avec réveil vers trois heures du matin et difficulté à se rendormir, parfois jusqu'au petit matin, peu de temps avant de se lever. En effet, lorsque nous étions des hommes des cavernes, il fallait pouvoir se réveiller rapidement car le danger guettait ; quand nous sommes anxieux, le sommeil lent profond a tendance à diminuer, et nous retrouvons ce réflexe archaïque de réveil du milieu de la nuit. Toutefois ce trouble du sommeil, tel que décrit, ne signe pas automatiquement la DNV ; s'il est isolé, sans autres signes caractéristiques, c'est tout simplement un passage un peu stressant de notre vie.

Ces troubles psychiques vont dysharmoniser la trame PNEIB et le système neurovégétatif en particulier, entraînent l'apparition des premiers signes corporels.

Les signes psychosensoriels

Ne renvoyant pas à un organe précis, les troubles psychosensoriels généraux et locaux présentent un catalogue extrêmement déroutant pour le médecin. Ces signes sont perçus uniquement par le sujet, ce qui bien sûr complique le diagnostic car le médecin ne peut les mettre en évidence par ses moyens d'investigations habituels et doit se fier exclusivement aux dires du patient.

C'est l'homéopathie, par sa richesse diagnostique et son attention toute particulière portée à la recherche du plus petit signe clinique, qui me montra l'importance de ce « territoire » médical méconnu ou méprisé. L'expérience professionnelle me confirma l'existence et l'abondance de ces troubles :

— Mal-être général avec humeur changeante, hyperémotivité, difficultés de concentration et d'effort mental, troubles de la mémoire.

— Boule dans la gorge ; blocage du plexus solaire

avec douleurs du creux épigastrique (à la pointe du sternum) ; besoins d'inspirations profondes et sensation de suffocation (dyspnée) ; hoquet ; apnée du sommeil ; bâillements irrépressibles.

— Essoufflement au moindre effort, sensation de poids énorme sur la poitrine.

— Sécheresse de la bouche, de la gorge ou des yeux.

— Impression de plénitude, de pesanteur, de constriction, de vide ou de congestion dans diverses régions du corps (tête, cœur, poumons, appareil digestif ou petit bassin par exemple).

— Rougissements intempestifs ou alternance de rougeur et de pâleur du visage ; érythème du « décolleté » ; peau d'aspect marbré ou en taches de léopard.

— Sueurs des extrémités (mains, pieds), de la face, des aisselles ou de l'ensemble du corps.

— Fatigue générale avec lassitude ; apathie ; fatigue matinale ; somnolence après le repas ou en fin de matinée.

— Vertiges intermittents apparaissant et disparaissant brusquement ; vertiges positionnels (vertige de durée très courte au changement de position, obligeant à ne pas bouger quelques instants) ; pseudo-vertiges de Ménière (vertige rotatoire brutal avec bourdonnements d'oreilles) ; sensation d'ébriété ; impression de « planer », de ne pas être vraiment présent ; instabilité à la marche avec impression d'être attiré sur le côté et peur de tomber.

— Lipothymie et malaise vagal (impression d'évanouissement imminent, sueurs, vue trouble, pâleur et tintements d'oreilles) pouvant aller jusqu'au choc vagal avec perte de connaissance ; crises épileptiformes.

— Maux de tête et migraines ; tête brûlante et pesante avec battements des tempes ; sensation d'avoir la tête vide, dans le brouillard ou prise dans un étau.

— Troubles vasomoteurs avec instabilité thermique à type de frilosité, de grand froid intérieur généralisé ou localisé (jambes ou abdomen glacés par exemple), de bouffées de chaleur inattendues ou récurrentes, de douleurs brûlantes internes en dehors de toute période de préménopause ou de ménopause avérée.

— Fièvre et frissons inexpliqués.

— Nausées, au brossage des dents par exemple, pouvant aller jusqu'aux vomissements ; faim nerveuse ou manque d'appétit ; mal des transports.

— Hypersensibilité de tous les sens, au toucher, au bruit, aux odeurs ; photophobie.

— Hyper- ou hypoesthésie corporelle (sensibilité exagérée ou diminuée de la surface du corps), endolorissement, impression de meurtrissures, de courbatures, sensation de brisure et de raideur, de contusions générales ou locales, de vibrations électriques dans le corps, de fourmillements sur le visage ou les lèvres, comme si une toile d'araignée s'était posée dessus.

— Crampes musculaires diurnes mais surtout nocturnes.

— Engourdissement des extrémités, pouvant aller jusqu'à la maladie de Raynaud avec troubles circulatoires symétriques des extrémités (mains et pieds), déclenchés le plus souvent par le froid avec sensation de doigts morts ; érythromalalgies : douleurs évoluant par crises avec gonflement et rougeur des téguments siégeant aux extrémités et notamment aux pieds.

— Douleurs *sine materia*, piquantes, brûlantes, erratiques, affectant en alternance plusieurs parties du corps ; douleurs élançantes avec parfois engourdissement le long des trajets nerveux.

— Névralgies *a frigore* (supposées consécutives à un coup de froid mais plutôt dues à un choc émotionnel) de la face.

— Trémulations de certains muscles (myoclonies) ou des paupières.

— Phosphènes (impressions lumineuses sans rapport avec la lumière perçue) ; vision douloureuse et parfois impression de voir double.

— Tremblements intérieurs ou des extrémités ; syndromes pseudo-parkinsoniens avec raideurs musculaires et tremblements uni- ou bilatéraux des membres ; parfois au contraire jambes « coupées » ou « portant » mal ; syndrome des jambes sans repos (besoin continuel de bouger les jambes, surtout la nuit).

— Phénomènes de rétention d'eau généralisée ou localisée, au visage par exemple.

— Hypersensibilité croissante aux médicaments allopathiques, et à toutes les substances allergisantes.

— Labilité extrême ou persistance de tous les signes précédents, pouvant aller jusqu'à la chronicité.

— Symptômes apparaissant et disparaissant brutalement, revenant parfois à jours et heures fixes.

Les signes fonctionnels organiques

Si l'information stressante persiste ou si elle est trop puissante, le corps, après avoir exprimé sa souffrance émotionnelle à travers les signes psychosensoriels, va manifester cette fois, son mal-être par des troubles neurovégétatifs au niveau des organes. Ils coexisteront bien souvent avec les signes généraux précédents, enrichissant ainsi le tableau de la dystonie neurovégétative.

• L'appareil digestif

À tout seigneur tout honneur, le premier concerné et souvent le plus touché est, comme nous l'avons vu précédemment, le système digestif. Il traduit parfaitement notre malaise émotionnel, au point que la médecine traditionnelle chinoise l'appelle le « cerveau digestif ».

Aux appellations de « colite spasmodique », « colopathie fonctionnelle » ou « côlon irritable », nous préférons celle de « syndrome de l'intestin irritable » ou même de « troubles fonctionnels intestinaux », correspondant davantage à la réalité clinique. En effet, ces perturbations neurovégétatives ne sont pas limitées au simple côlon, et de plus il n'existe pas, à proprement parler, d'inflammation, ce qui interdit le terme de « colite ».

C'est l'ensemble du tube digestif qui est perturbé et qui développe une série de signes cliniques extrêmement variés que tout un chacun a ressentis un jour. Ces manifestations seront plus ou moins passagères, mais auront tendance à devenir chroniques et très invalidantes si elles sont négligées ou mal traitées. Voici ces troubles :

— Troubles du transit : constipation, diarrhée ou alternance des deux; constipation avec selles insuffisantes; fausse diarrhée des constipés.

— Douleurs abdominales, le plus souvent intermittentes et évoluant par crises, mais aussi parfois permanentes; elles sont à type de spasmes, de torsions, parfois crampoïdes, ou même de brûlures : spasmes de l'œsophage, épigastralgies (douleurs sous la pointe du sternum), douleurs péri- ou sous-ombilicales et des différentes parties du côlon – le caecum en bas à droite de l'abdomen (pseudo-appendicite), le sigmoïde en bas à gauche de l'abdomen (pseudo-sigmoïdite sur diverticulose), l'angle supérieur du côlon sous les dernières côtes à gauche (pseudo-angine de poitrine ou pseudo-infarctus du myocarde).

— Ballonnements : aérophagie, aérocolie, aérogastrie, flatulences qui vont, après le repas ou à distance de celui-ci, de la simple gêne abdominale à type de distension à la tension abdominale jugée intolérable, avec besoin de dégrafer le pantalon ou la jupe, et parfois soulagée par l'émission de gaz rectaux.

— Brûlures : reflux gastro-œsophagien avec régurgitations acides faisant parfois penser, à tort, à un problème ORL, avec pyrosis (sensation de brûlure remontant de l'œsophage jusqu'à la gorge); acidité et brûlure de l'estomac (gastrite) ou de tout le tube digestif.

— Gastralgies (douleurs de l'estomac); gastroparésies (ralentissement des contractions normales de l'estomac) ; dyspepsie : gêne ou douleur de la partie haute de l'abdomen avec digestion difficile (lenteurs et lourdeurs digestives, impression que le repas, pourtant raisonnable ou même minime, ne va pas « passer ») ; éructations ; manque d'appétit ou satiété rapide avec difficulté à finir le repas ; nausées fréquentes pouvant aller jusqu'aux vomissements ; troubles de la déglutition.

— Troubles hépatiques : « mal au foie » ou « crise de foie » avec maux de tête, suite à une contrariété ; spasmes biliaires (dyskinésie).

— Hémorroïdes ; démangeaisons anales (prurit) ; spasmes douloureux du rectum empêchant l'émission de selles ou après celles-ci.

• L'appareil cardiovasculaire

Les signes fonctionnels cardiovasculaires sont parmi ceux qui inquiètent le plus les patients. Combien d'électrocardiogrammes et de tests d'effort pratiqués pour tranquilliser les patients en sachant, d'avance, qu'il n'y avait pas de pathologie cardiaque. Voici ces signes :

— Précordialgies (douleurs de la région cardiaque) ; tachycardies (palpitations accélérées du cœur) ; bradycardies (palpitations ralenties) ; arythmies (palpitations irrégulières) ; extrasystoles (impression que le cœur s'arrête de battre un bref instant) ; tachy-arythmie (rythme cardiaque rapide et irrégulier).

— Impression de battements artériels dans diverses parties du corps (cou, tête, poitrine ou abdomen).

— Hypertension essentielle, sympathique ou paroxystique (chiffres tensionnels élevés puis normalisés par le simple repos ou retour au calme, souvent traités à tort) ; hypertension de la « blouse blanche » ; hypotension permanente ; hypotension orthostatique (baisse brutale de la tension en se levant, pouvant entraîner une perte de connaissance).

— Syndrome vagal avec lipothymie (sensation angoissante d'un évanouissement imminent avec pâleur, sueurs, vue trouble et bourdonnements d'oreilles), pouvant aller jusqu'au choc vagal avec hypotension artérielle et perte de connaissance.

• L'appareil ORL et respiratoire

Les médecins et même les patients ont parfois du mal à admettre que les troubles de la sphère ORL et respiratoire puissent être d'origine neurodystonique. Ils sont catalogués parmi les signes infectieux ou allergiques. Certes, il peut y avoir surinfection ou des tests allergiques peuvent mettre en évidence un ou plusieurs allergènes concernés, mais bien souvent, les patients font la remarque qu'ils sont rarement au contact de l'allergène incriminé. D'autres fois, malgré la gêne évidente, on ne trouve aucun suspect, sinon les banales « poussières de maison avec acariens » sans grande signification. Mon expérience personnelle me porte à dire que c'est bien souvent une allergie au milieu familial ou professionnel, ou à certains événements mal vécus, qui entraînent une irritation du système neurovégétatif ORL et respiratoire, propice à mal supporter les allergènes suspectés. Dit autrement, l'allergie, dans la plupart des cas, n'est qu'une réponse anormale à des substances normales rencontrées par tout un chacun. Encore une fois, c'est le malaise intérieur du patient qui permet à cette agression de s'exprimer sous forme d'allergie. Cette idée est renforcée dans mon expérience thérapeutique, par les résultats que j'obtiens dans ces cas-là en soignant en priorité le terrain émotionnel. Voici la liste de ces troubles :

— Rhinite spasmodique avec écoulements intermittents de mucosités ; rhinite « allergique » avec éternuements, yeux larmoyants et piquants et démangeaisons du voile du palais ; conjonctivite ; douleurs des sinus avec sensation d'obstruction comme dans le cas d'une sinusite, mais sans infection ni signes radiologiques ; impression continuelle d'avoir des glaires s'écoulant dans l'arrière-gorge.

— Douleurs brûlantes et constrictives de la gorge ; impression d'avoir une écharde fichée dans la gorge ou sur une amygdale.

— Enrouements passagers ou tenaces ; voix changeante et instable.

— Acouphènes (bruits ou sifflements dans les oreilles) ; sensation de « caisse de résonance » à l'audition ; impression d'avoir le conduit auditif bouché ; démangeaisons et fabrication excessive de cérumen.

— Oppression thoracique avec dyspnée (impression de manquer d'air) ; bronchite asthmatiforme ; asthme « allergique » ; asthme à l'effort ; sensation de brûlures intra-thoraciques.

— Besoin de tousser inexpliqué avec toux sèche ou humide, en dehors de tout phénomène infectieux ou supposé allergique ; douleur brûlante de la trachée et des bronches en toussant.

— Douleurs à la base des poumons.

• L'appareil urinaire

Si le contexte émotionnel des troubles précédents est plus difficilement appréhendable, au niveau urinaire il est plus facilement admis.

Voici ses manifestations :

— Dysurie (difficultés à la miction, en dehors de tout problème prostatique, par tension douloureuse dans la région vésicale) ; douleurs à la miction ; envies impérieuses et fréquentes d'uriner, tout en n'émettant que quelques gouttes à chaque fois.

— Cystite à urine claire avec sensation de brûlures et envies continuelles d'uriner.

— Énurésie (émission involontaire inconsciente d'urine, surtout la nuit).

• L'appareil génital

On met, bien souvent, au compte de dérèglements hormonaux les troubles gynécologiques divers de la femme, et ils sont traités en tant que tels, avec des hormones malgré le danger, maintenant bien connu, de favoriser un cancer. Pourtant, encore une fois, c'est le terrain neurodystonique qui est en première ligne et qui perturbe le système hormonal à travers le PNEIB. C'est donc la dystonie neurovégétative qui devra être traitée en premier.

Voici les signes de cette perturbation chez la femme :

— Règles douloureuses (avec impression de mal aux reins) en avance ou en retard, trop longues, trop abondantes ou au contraire courtes et peu abondantes ; douleurs diverses du bas-ventre ; rapports sexuels douloureux, difficiles ou impossibles (dyspareunie); brûlures vaginales sans cause infectieuse ni mycosique identifiée.

— Aménorrhées (disparition des règles) transitoires ou permanentes, hors période de ménopause ou de préménopause.

— Réapparition soudaine et inexpliquée des règles.

— Constriction et spasmes du plancher pelvien (région située entre le vagin et l'anus).

— Certaines stérilités féminines, alors que les examens ne démontrent aucune anomalie (combien de femmes « tombent enceinte » tout de suite après avoir adopté un enfant).

Une remarque particulière concernant les bouffées de chaleur de la préménopause et de la ménopause. On accuse là aussi exclusivement les modifications hormonales comme support de ces manifestations parfois très gênantes. Or une femme=une ménopause selon son vécu personnel. C'est pourquoi la composante neurovégétative fait aussi partie intégrante de ces bouffées de chaleur et doit être traitée en priorité.

Quant aux troubles masculins, ils seront surtout d'ordre sexuel : éjaculation précoce ou retardée; priapisme (érection prolongée, souvent douloureuse, apparaissant sans stimulus sexuel et n'entraînant aucune éjaculation). Nous pouvons également trouver des pesanteurs et des douleurs inexpliquées au niveau des testicules ou de la prostate, ainsi que, comme chez la femme, des spasmes du plancher pelvien, entre les testicules et l'anus.

• La peau

Certaines affections dermatologiques sont très tenaces et handicapantes du fait de leur désagrément et de leur récurrence, surtout si elles sont traitées par cortisone locale ou orale. Cette dernière n'efface que temporairement le problème (cela relève de ce que j'appelle l'« effaçothérapie ») qui, bien sûr, revient de façon plus importante et tenace dès l'arrêt du traitement.

Voici ces affections :

— Prurit *sine materia*, avec besoin de se gratter, sensation d'irritation brûlante de la peau, ne dépendant pas de lésions cutanées préalables.

— Prurigo marqué par l'apparition de papules assez volumineuses avec de petites croûtes sombres dues au grattage.

— Urticaire (éruption cutanée très démangeante à papules au centre blanc et aux contours rouges nets) ; dermographisme (apparition suite à un simple grattage ou stimulation de la peau d'une rougeur puis d'une trace rosée à l'aspect d'urticaire) ; œdème de Quincke (variété d'urticaire avec brusque apparition d'un œdème de la face ou des muqueuses, parfois important et démangeant, dont le danger réside dans la localisation au larynx, par risque d'étouffement).

— Eczéma ainsi que vraisemblablement, psoriasis et eczéma psoriasiforme (eczéma avec plages cutanées semblables à celles du psoriasis).

— Dyshidrose (variété d'eczéma marqué par de très fines vésicules brûlantes siégeant aux mains et aux pieds, et sujettes à de très fréquentes récidives).

— Herpès labial ou génital : la médecine classique rend un virus responsable (*Herpes simplex virus*) de cette infection de vésicules transparentes, réunies en grappe, et entourées d'une aréole rouge ; toutefois, mon expérience personnelle m'a amené à constater que, bien souvent, un choc émotionnel, même minime, était responsable de cette éruption récidivante, et que de traiter la DNV suffisait, dans la plupart des cas, à guérir la lésion.

— Zona : c'est une affection d'aspect semblable à celui de l'herpès encerclant, le plus souvent, le thorax sur un trajet nerveux ou se situant sur la face, avec des douleurs brûlantes ; pareillement, un virus de la famille des *Herpes viridae*, est responsable classiquement de cette infection, mais comme pour l'herpès, un choç émotionnel précède bien souvent le zona, et traiter le terrain dystonique entraîne rapidement la résolution du problème et évite les douleurs post-zona, bien connues des patients, qui peuvent durer des années.

— Pityriasis (affection de la peau caractérisée par une fine desquamation) dans ses différentes formes : en ailes de papillon autour du nez, mais aussi pityriasis rosé de Gibert (éruption sur l'ensemble du corps de médaillons ovales et squameux), à l'exception peut-être du pityriasis versicolore (taches jaunes ou fauves du tronc) qui semblerait dû à un champignon parasite, le *Malassezia furfur*, mais dont l'implantation est vraisemblablement favorisée par l'émotionnel.

• Les yeux

Voici ce qu'on note sur le plan ophtalmologique :

— Conjonctivites supposées, à tort, d'origine virale ou allergique.

— Spasmes ou tressautements des paupières (clonies palpébrales).

— Nystagmus (mouvements oscillatoires du globe oculaire) sans lésion neurologique identifiée.

— Névralgies sus-orbitaires périodiques.

— Douleurs du globe oculaire et parfois péri-orbitaire.

— Larmoiements sans cause identifiable.

— Picotements oculaires.

— Troubles de la vue (obscurcissement ou sensation de lumière vive).

• Les mâchoires et les dents

Ces troubles de la sphère dentaire sont assez fréquents et peuvent devenir très douloureux :

— Crispation des mâchoires ; bruxisme (grincements de dents pendant le sommeil).

— Dysfonction de l'articulation temporomandibulaire avec sensation de déboîtement de la mâchoire et craquements à l'ouverture ou à la fermeture de celle-ci ; mastication difficile.

— Sensibilité des collets dentaires (zone qui unit la dent à la gencive).

Les troubles fonctionnels myofasciaux

Les médecins sont quotidiennement consultés pour des douleurs myofasciales, c'est-à-dire au niveau des muscles (myo) et du tissu conjonctif (fascia) qui les entourent. Ignorant bien souvent qu'elles font partie d'un domaine beaucoup plus vaste, la dystonie neurovégétative, ils les négligent ou les traitent avec des anti-inflammatoires et antalgiques sur de longues périodes, sans vraiment d'effet, si ce n'est des maux d'estomac et des troubles hépatiques.

• Le syndrome myofascial

Après avoir manifesté son malaise émotionnel par des troubles psychiques puis psychosensoriels, l'organisme transmet donc celui-ci aux organes internes. Si ce mal-être n'est ni compris ni solutionné, ou si les facteurs stressants sont toujours aussi présents, c'est l'appareil musculaire qui sera agressé à son tour et induira alors un syndrome myofascial.

Comprenant pratiquement quatre cents muscles, l'appareil musculaire squelettique (muscles striés à contraction volontaire, par opposition aux muscles lisses viscéraux autonomes) est l'organe le plus important du corps humain, représentant près de 40 % de son poids. Il va manifester lui aussi une symptomatologie neurovégétative très abondante :

— Le premier signe est une myalgie : douleur associée à une contracture, située dans une zone plus ou moins étendue du muscle et de son fascia (zone algique myofasciale), ou au niveau d'un ou plusieurs points précis de ces derniers (points algiques myofasciaux) ; cette douleur sera soit très présente au quotidien, soit « silencieuse », c'est-à-dire uniquement révélée, et souvent fortement, au grand étonnement du patient, lors de sa pression ou d'un massage.

— Lui sont reliées, bien souvent, une douleur et une contracture référées, c'est-à-dire ressenties à distance de la première zone ou des premiers points douloureux, et dépendantes d'eux.

— Les signes sont accompagnées de phénomènes neurovégétatifs dans la zone de douleur référée : pâleur par vasoconstriction (diminution du calibre des petits vaisseaux capillaires locaux) ou rougeur par vasodilatation (augmentation du calibre des vaisseaux capillaires locaux) selon les cas, avec quelquefois une horripilation ou réaction en « chair de poule », dans la même région.

— Parfois, on trouve comme cause déclenchante ou favorisante une dysfonction articulaire au niveau vertébral ou des membres, c'est-à-dire un « grippage » dans le jeu normal de l'articulation qui peut être indolore.

— De plus, toutes ces tensions qui partent des points algiques myofasciaux peuvent se retrouver au niveau articulaire et donner des troubles musculosquelettiques (TMS), par exemple des tendinites rebelles, mais aussi entretenir ou aggraver la dystonie neurovégétative initiale des organes par une boucle de rétroaction négative.

— Enfin, on note souvent au niveau de la peau, en regard des zones ou points algiques myofasciaux, ce qu'on appelle un « placard cellulalgique induré », ayant un aspect identique à celui de la cellulite, tant redoutée par les femmes ; cette zone peut être douloureuse ou indolore, et être uniquement révélée par la technique manuelle du palper-rouler.

• La douleur myofasciale

Cette douleur peut apparaître brusquement ou progressivement, la cause initiale étant parfois difficile à retrouver. Certes, en cas de survenue brutale, le patient se rappelle parfaitement l'instant précis de l'« accident » : « C'est effectivement en voulant sortir de ma baignoire que j'ai senti une vive douleur dans le dos » ; « Ma valise était très lourde, et quand j'ai voulu la descendre du train, je me suis bloqué l'épaule, et depuis j'ai toujours mal » ; « L'autre jour, en voulant attraper un objet derrière moi, j'ai fait un faux mouvement et réveillé une ancienne douleur du cou qui ne passe pas, malgré des anti-inflammatoires et de l'aspirine ». Quand la douleur apparaît progressivement, retrouver la cause première est beaucoup plus aléatoire. Mais souvent, pas toujours à la première consultation, le patient finit par identifier une série de chocs émotionnels et contrariétés diverses qui en s'additionnant ont généré le syndrome myofascial.

Il est certain que les mauvaises attitudes à la table de travail ou les gestes répétitifs de tout genre, entraînant un surmenage musculaire chronique, peuvent engendrer ce type de douleur ; cela dit mon expérience personnelle me prouve que, dans de nombreux cas, le terrain était déjà fragilisé par tous les antécédents émotionnels, et que le geste ou le mouvement incriminé dans l'apparition de la douleur myofasciale n'ont fait que révéler ce malaise intérieur.

Et même si ce que montrent les images radiologiques (arthrose, ostéophytes ou « becs de perroquet », pincements articulaires par exemple) est présenté comme facteur causal de la douleur, à mon avis c'est rarement la véritable origine de celle-ci. Combien d'infiltrations ou d'opérations non justifiées pour une « épaule gelée » (on verra plus loin ce phénomène) ou une calcification douloureuse de l'articulation de l'épaule, alors que nous étions en présence d'un syndrome myofascial, regroupant une tension et des points algiques du muscle sus-scapulaire et du deltoïde. Combien d'interventions inutiles pour des hernies discales et des sciatiques à répétition, alors que nous étions également en présence d'algies myofasciales des muscles psoas-iliaques et pyramidaux. Combien d'infiltrations superflues dans l'articulation intervertébrale L5-S1 pour un lumbago chronique, alors que c'est le muscle carré des lombes qui est responsable de la symptomatologie. Une étude de 2004 a montré que 90 % des lombalgies sont d'origine psychofonctionnelle[1]. Je pense que ce chiffre représente l'ordre de grandeur de toutes les douleurs en rhumatologie, à l'exclusion des rhumatismes de type polyarthrite (inflammation aiguë ou chronique frappant en même temps plusieurs articulations), des atteintes d'origine infectieuse (arthralgies streptococciques par exemple) et des arthroses très évoluées, comme celles de la

1. Goubert L., *Distraction and exposure in patients with chronic back pain*, thèse de doctorat, université de Gand, Belgique, 2004.

hanche et du genou, nécessitant une intervention pour la pause d'une prothèse.

Si on ne songe pas à l'origine myofasciale de la douleur et à son support émotionnel, les symptômes peuvent durer fort longtemps. Le patient «rentre» alors dans le syndrome de douleur chronique et après diverses tentatives, sans succès, pour obtenir un soulagement, il finit par baisser les bras et par «faire avec»; cette douleur récurrente faisant partie intégrante de son être pendant parfois des années (un patient m'a dit la supporter depuis plus de quinze ans), il ne songe même plus à une possibilité de guérison. Pourtant une solution existe, comme nous le verrons plus loin.

• Les différents syndromes myofasciaux

Il existe un ensemble de douleurs que tout un chacun a, un jour ou l'autre, ressenties, sans savoir que c'était un syndrome myofascial, faisant partie du tableau de la dystonie neurovégétative. Tout muscle et son fascia peuvent donner ces symptomatologies, nous ne citerons que les plus fréquentes :

— Douleurs des muscles du cou et du trapèze.

— Dorsalgies (douleurs du dos) notamment sous la pointe de l'omoplate.

— Douleurs lombaires du muscle carré des lombes.

— Douleurs de la région fessière du muscle pyramidal ou moyen fessier (fessalgies), pouvant donner une irradiation de type sciatique.

— Coccydynie (douleur du coccyx).

— Pseudo-syndrome de la queue-de-cheval (douleurs partant du sacrum et du coccyx et irradiant dans les fessiers, les membres inférieurs, vers le périnée et les organes génitaux).

— Douleurs sous-costales et diaphragmatiques.

— Douleurs entre les deux muscles jumeaux des mollets.

— Crampes douloureuses des membres à l'effort ou au repos.

• La dystonie segmentaire

Le syndrome myofascial peut évoluer vers la dystonie segmentaire. Cette fois, c'est un muscle ou un groupe musculaire très localisé qui se tétanise par une contracture brutale, sur des muscles déjà en tension depuis un certain temps, sans que le sujet en ait toujours conscience.

En voici les manifestations :

— Le lumbago aigu ou chronique marqué par une douleur brutale de la région lombaire survenant souvent après un effort, dont nous avons vu qu'il n'est que la goutte d'eau qui fait déborder le vase émotionnel bien rempli par nos problèmes antérieurs donnant une tension myofasciale latente qui ne demandait qu'à s'exprimer; c'est le fameux « mal aux reins » alors que, bien sûr, les reins n'ont rien à voir avec cette douleur.

— Sciatalgie droite ou gauche due à une irritation du nerf sciatique donnant une douleur caractéristique le long de la jambe que l'on met au compte souvent à tort d'une hernie discale; seule l'hernie vraie, avec protrusion importante du disque, donnant une sciatique paralysante, est vraiment une indication chirurgicale.

— Spasmes fonctionnels professionnels suite à la répétition fréquente d'un geste : c'est la célèbre «crampe de l'écrivain» bloquant l'avant-bras et la main, mais cela existe également chez les musiciens et les danseurs par exemple ou chez tout travailleur posté.

— Torticolis spasmodique.

— «Épaules gelées» (contracture intense des muscles de la coiffe des rotateurs pouvant aller jusqu'à leur rupture).

— Névralgie faciale, du nerf d'Arnold ou du trijumeau.

— Blépharospasme (contraction spasmodique des muscles orbiculaires des paupières).

Une fois la dystonie neurovégétative constituée dans sa totalité, ses quatre composantes (signes psychiques, signes psychosensoriels, signes fonctionnels organiques et syndrome myofascial) donneront un tableau riche et déconcertant pour le médecin classique. Cette pathologie évoluera par poussées selon les émotions de la vie quotidienne et les traitements intercurrents, souvent mal adaptés, pour finir par donner une vraie pathologie d'organe, qui gardera elle aussi ces stigmates neurovégétatifs sous-jacents.

Ce que montrent ces troubles fonctionnels, c'est l'importance de la DNV dans la communication corps-esprit. Ces symptômes psychosomatiques sont un véritable outil de relation qui permet, à chaque instant, de connaître l'état de notre psyché. C'est un moyen d'expression normal donné à l'homme depuis la nuit des temps et dont la compréhension, outre qu'elle tranquillise le patient et le médecin, amène à déterminer une thérapeutique adaptée.

Coup de théâtre : on tombe malade... pour guérir

Encore faut-il comprendre ce qui est manifesté. La médecine classique a pour dogme la disparition de la maladie à tout prix, en supprimant les signes cliniques de celle-ci. Pourtant, comme nous venons de le voir plus haut, la maladie est partie intégrante de la vie. Elle est là, à travers l'émotion originelle, pour nous montrer notre chemin perdu en route, pour nous faire reconsidérer les « choses de la vie » et les percevoir sous un autre angle pour notre plus grand profit, et ainsi nous restructurer pour l'avenir. Nous pouvons donc dire que nous tombons malades pour guérir. À condition, toutefois, que le message de la maladie soit entendu et que nous changions le mode de vie qui nous a conduits là. Je sais que ce discours peut être difficile à entendre pour les personnes atteintes de pathologies graves et qui cherchent leur salut dans les méthodes classiques, mais c'est la vérité têtue des faits.

C'est pourquoi à travers tout ce que nous venons d'étudier une nouvelle réflexion s'impose : est-il judicieux de traiter cette maladie inconnue ? Car, on l'a compris, elle permet de relancer l'autoguérison en « réveillant » le système PNEIB. Elle serait donc en réalité un moyen de se soigner, une maladie de guérison en quelque sorte. La maladie d'organe n'étant que la continuation de celle-ci qui, à force d'être ignorée, incomprise et mal traitée, finirait par se retourner contre le patient et le précipiter dans la pathologie – la maladie auto-immune – telle que la décrit la médecine classique et qui seule l'intéresse.

La difficulté, face à toutes ces constatations, est de trouver un traitement qui soulage le patient de ses troubles sans bloquer l'autoguérison. En effet, il convient de sortir le malade de cette pathologie récurrente peu confortable qui gâche sa vie et peut le conduire à la maladie organique. Mais il faut que le traitement rééquilibre et régénère l'organisme le temps que le patient puisse prendre conscience de la signification de ce qui lui arrive et prenne la peine de changer d'attitude par rapport à la vie. Évidemment, c'est plus difficile que de prendre un ou plusieurs comprimés chimiques en se disant que cela suffira à tout arranger et qu'ensuite la vie courante – dans le sens où la vie est une course quotidienne – pourra reprendre.

Il est donc nécessaire de mettre en place une médecine d'accompagnement du patient vers ses vraies aspirations et plus de sérénité. Ce n'est pas, bien sûr, l'allopathie, à dix mille lieues de cette vision de la thérapeutique, qu'il convient d'adopter pour cette démarche, mais une médecine respectueuse des mécanismes naturels de guérison et favorisant l'évolution de la psyché du patient. Nous allons voir à présent en quoi elle consiste.

IV

La nouvelle médecine : guérir autrement pour guérir vraiment

1

Les bases de la nouvelle médecine

On ne peut résoudre un problème avec les modes de pensée qui l'ont engendré.

Albert EINSTEIN

Où l'on apprend qu'il existe une nouvelle médecine dont les bases sont très éloignées des principes de la médecine classique, cette dernière s'avérant, suite à de multiples scandales, sujette à caution et suscitant de plus en plus de réticence chez les patients (près de 53 % du public préfère se tourner vers des pratiques plus naturelles).

Effets et méfaits de l'allopathie

L'affaire Médiator

Je me souviens très bien du jour où, au début de mon installation il y a plus de trente ans et alors que mon cabinet était assailli par plus de cinq visiteurs médicaux par jour, me fut présenté le Médiator. Dans sa petite boîte blanc et bleu (à l'époque les comprimés étaient en vrac dans un flacon en verre et non pas sous blister), il était supposé traiter les problèmes de cholestérol et de glycémie, puis plus tard de triglycérides ; par la suite on a appris qu'il était aussi prescrit comme coupe-faim et qu'il aurait entraîné des pathologies cardiaques et des décès. Cela a conforté ce que je pensais de la dangerosité des remèdes allopathiques et de la fausse efficacité de la plupart d'entre eux, ainsi que de la puissance du lobbying des laboratoires pharmaceutiques qui confondent marketing et médecine, profit et service rendu aux malades.

De plus plusieurs ouvrages (*Les Médicamenteurs ; Le Livre noir du médicament ; Distilbène : des mots sur un scandale ; Hold-up sur la santé*, entre autres), de même que l'interdiction à jet continu de nombreux médicaments et les mises en garde sur les diverses molécules chimiques couramment prescrites que je recevais quasi hebdomadairement de la part de l'AFSSAPS (Agence française de sécurité sanitaire des produits de santé), maintenant remplacée par l'ANSM (Agence nationale de sécurité des médicaments et des produits de santé) depuis le 1er mai 2012 pour, soi-disant, davantage de transparence, ont fini par me persuader de rédiger cet ouvrage afin d'apporter une médecine de remplacement à l'allopathie, thérapeutique à bout de souffle en ce troisième millénaire.

Je me demande d'ailleurs, ce que peuvent, actuellement, prescrire les médecins « classiques » formés par la Faculté, face à toute cette défiance médicamenteuse et tous les dangers potentiels de cette thérapeutique dont on démasque jour après jour les études faussées et le peu d'objectivité des experts et hommes politiques inféodés aux laboratoires pharmaceutiques. À une journaliste qui me demandait si l'on pouvait se passer des médicaments contenus dans le *Vidal*, la bible de l'allopathie, j'ai répondu, à son grand étonnement, que l'on pouvait très facilement en supprimer 80 %, sans aucun risque pour la santé des patients voire pour leur assurer une meilleure santé. Cela est confirmé par des études actuelles qui montrent que près de quatre mille médicaments actuellement utilisés sont dangereux ou inutiles et que seuls deux cents ont une efficacité thérapeutique démontrée. Du reste la société éditrice du *Vidal*, sentant peut-être le vent tourner, vient de publier, coup sur coup, *Le Guide du bien-être psy*, *Le Guide de l'alimentation équilibrée*, *Le Guide des compléments alimentaires* et *Le Guide des plantes qui soignent*. Exactement tous les nouveaux chemins thérapeutiques que je préconise.

Allons plus loin... Entre dix mille et quinze mille personnes : c'est le nombre de morts dû chaque année en France à la prise de médicaments. Pour ne citer que l'anti-inflammatoire Vioxx*, la Food and Drug Administration (autorité américaine chargée du contrôle des médicaments) estime que ce traitement, largement utilisé contre l'arthrite, a provoqué depuis 1999 aux États-Unis cent soixante mille crises cardiaques et attaques cérébrales et serait à l'origine de vingt-sept mille sept cent quatre-vingt-cinq décès[1].

1. *Alternative santé*, n° 319, février 2005, cité par le docteur François Choffat, *Hold-up sur la santé*, Saint-Julien-en-Genevois, Jouvence 2005.

À la recherche du traitement essentiel

L'ordonnance allopathique

La pensée majoritaire, trop archaïque, est chaque jour mise à mal par tout médecin qui se donne la peine, dans sa pratique quotidienne, d'écouter et d'examiner quelque peu son patient. Ce dernier sait que les émotions le rendent malade et que, s'il multiplie des infections diverses tout l'hiver, qu'il souffre de l'intestin et que sa thyroïde ne fonctionne pas bien, c'est qu'il est stressé au travail ou mal dans sa vie familiale. Pourtant trop de thérapeutes ignorent encore cet état de fait. Ils prescriront antibiotiques pour les infections, antispasmodiques pour la colite et hormones thyroïdiennes en prime. Aussi, lorsque je vois arriver en consultation des personnes munies de longues ordonnances comprenant parfois plus de dix médicaments allopathiques, chacun traitant un symptôme spécifique, je ne peux m'empêcher de penser au devenir, dans l'organisme, de toute cette chimie mélangée, et de dire à ces patients : « Il faut être sacrément en bonne santé pour supporter un tel traitement. » Bien souvent ils m'avouent ne pas tout prendre, comme si un réflexe salvateur leur dictait une conduite de suspicion face à ce type de médecine.

Pour moi, un médicament ne doit avoir que des effets positifs, sinon il ne mérite pas cette appellation, il est tout simplement une molécule chimique qui empoisonne le corps et l'esprit. Or tout se passe comme si, parmi tous les effets qu'un médicament allopathique peut avoir, le laboratoire en avait choisi un pour le mettre en avant du fait de son intérêt commercial, et que les autres restaient, curieusement seulement secondaires. On l'a vu avec le Minoxidil*, prescrit initialement pour traiter l'hypertension artérielle, qui est devenu un remède contre la chute des cheveux lorsque le laboratoire s'est aperçu que les patients hypertendus, traités par leur molécule, avaient une repousse capillaire. Le marché de l'alopécie étant plus lucratif et moins encombré de concurrents que celui de l'hypertension, l'effet hypotensif du médicament a été relégué au rang d'effet indésirable pouvant entraîner une modification de la pression artérielle et du pouls. Joli tour de passe-passe. Même chose pour le Champix*, passé, comme par enchantement, du traitement contre la dépression au sevrage tabagique.

Je dois avouer que lorsque frais émoulu de la Faculté j'effectuais des remplacements chez des médecins généralistes classiques, j'étais souvent mal à l'aise lorsque je devais renouveler les ordonnances apportées par leurs patients ou que je devais prescrire de l'allopathie pour respecter le mode d'exercice de mes confrères.

Des médecines alternatives

L'acte thérapeutique, pour être efficace et pertinent, doit certes s'adresser au corps physique, mais aussi à l'homme dans son entité pleine et entière, avec son âme (porteuse de l'émotion), son esprit (porteur du mental) et sa conscience. Car c'est au cœur de cet ensemble que naissent la pensée et le comportement, et par voie de conséquence la bonne santé ou la maladie. Arturo Castiglioni écrivait, il y a plus de soixante-dix ans, dans son livre *History of Medecine* : « Le médecin devrait avant tout se soucier du bien-être de son patient, de son état en perpétuelle évolution et s'attacher non seulement aux manifestations extérieures de sa maladie mais aussi à son état d'esprit, qui est un facteur important pour le médecin traitant. »

Ma découverte de l'homéopathie...

En fouillant dans le rayon « médecines douces » d'une librairie – malheureusement aujourd'hui disparue – située au centre-ville de Tours, je tombai un jour par hasard sur un livre intitulé *Thérapeutique homéopathique. Recueil de traitements homéopathiques appropriés pour chaque affection. Une ordonnance type pour chaque maladie à adapter à chaque cas particulier* du docteur Claude Binet. Je le feuilletai bien sûr, et découvris avec étonnement de nombreux termes que j'ignorais totalement, mes cours de médecine n'en portant aucune trace (« terrain morbide », « similimum », « diathèses », « constitutions », « polychrestes », « drainage ») et des noms de remèdes qui m'étaient inconnus (Lycopodium, Ambra grisea, Morbillinum, Arsenicum album...). On y parlait aussi de « gemmothérapie », d'« organothérapie »... entre autres. Un passage attira notamment mon attention :

« La thérapeutique homéopathique, basée sur l'usage de produits naturels, minéraux, végétaux et organiques, lutte pour augmenter la défense de l'organisme en lui permettant d'accroître sa "force vitale". Le malade s'aperçoit très rapidement de cette amélioration, par l'acquis d'un meilleur équilibre et d'une résistance renforcée. Il faut que le médecin suive très régulièrement son patient afin de faire, si cela s'avère nécessaire, les corrections indispensables pour conserver cet équilibre qui, de nos jours, est hélas fortement perturbé ! La thérapeutique homéopathique est une thérapeutique générale et non locale ; elle englobe tout l'être et non l'organe seul. C'est pourquoi le médecin homéopathe cherche à connaître la constitution du malade ainsi que ses particularités individuelles afin de composer son traitement. La pharmacopée homéopathique française, de par la multiplicité et la valeur de ses remèdes, lui fournit un arsenal très étendu :

— Médicaments de tempérament à rythme vital lent, tels que Graphites...

— Médicaments de symptômes fonctionnels à action plus déterminée pour l'organe, tels que Bryonia, Belladonna... »

Voilà ce que je recherchais depuis longtemps : une approche globale et une thérapeutique respectueuse de l'homme. Je décidai d'en savoir plus. C'est ainsi que j'allai quelque temps après à Lyon suivre les cours du docteur Solange Vallespir, homéopathe inspirée, afin de m'initier aux rudiments de cette médecine nouvelle pour moi. Entouré de praticiens passionnés et infiniment ouverts, je suivis avec grand intérêt ce cursus que je complétai plus tard par le diplôme de l'école tourangelle.

Je découvris ainsi que les remèdes chers à Samuel Hahnemann avaient tous la faculté, plus ou moins grande, de réguler l'émotionnel. Ce qui conforta mon idée de la prédominance des émotions dans la construction de la maladie. Je repensai alors toute l'homéopathie selon ce principe et j'inventai l'homéopathie émotionnelle que j'enseigne maintenant depuis plus de quinze ans.

Je me rendis compte que le traitement homéopathique prescrit selon cette nouvelle forme permettait certes d'obtenir le calme et la sérénité nécessaires pour libérer l'énergie vitale et favoriser l'autoguérison, mais qu'il avait de plus la faculté de faire évoluer l'esprit. Il aidait les patients à sortir de leur mode de vie pathogène, pour un comportement plus en adéquation avec la recherche de la bonne santé.

Pour moi, c'était l'idéal. Je pouvais alors traiter l'homme dans toutes ses dimensions : âme, esprit, énergie vitale, corps physique. Cette médecine homéopathique serait donc la pierre centrale du nouvel édifice que je voulais construire.

... et de l'acupuncture

Pékin, au début des années 1980. Accroché au tableau de bord du taxi tentant, au milieu d'une myriade de vélos noirs tous identiques, de contourner la place Tiananmen, j'essayais de rester en équilibre sur mon siège malgré le tangage à chaque virage. Le fauteuil n'était visiblement plus fixé au plancher de la voiture poussive qui me mène, avec deux autres médecins, à un hôpital de la capitale chinoise. De plus une fumée inquiétante sortait de sous le capot, ce qui, malgré le sourire confiant et édenté du chauffeur, ne me laissait présager rien de bon.

Après avoir traversé nombre de quartiers délabrés surplombés par des hôtels internationaux rutilants, et toujours cernés d'une multitude de bicyclettes noires, nous arrivâmes enfin devant un bâtiment qui pouvait ressembler à l'hôpital recherché. Je montrai du doigt à mon chauffeur l'idéogramme griffonné sur un morceau de papier. Il confirma que c'était bien notre destination. Je sentais qu'il était temps que nous arrivions car l'engin crachotait de plus en plus. En effet, à peine arrêté devant le porche principal, dans un dernier soupir le moteur rendit l'âme.

Celui qui n'est jamais entré dans un hôpital chinois ne sait pas ce qu'est la multitude. Des centaines de personnes circulaient en continu dans tous les sens. Mon papier toujours à la main, sur lequel en une écriture illisible pour moi était inscrit le nom du service où nous devions nous rendre, nous traversâmes une immense pharmacie extrêmement vétuste, avec des dizaines de tiroirs ouverts d'où des femmes très affairées tiraient des plantes séchées qu'elles mettaient ensuite dans de petits sacs avec l'ordonnance correspondante. Plus tard, un médecin nous ferait visiter le jardin attenant à l'hôpital où étaient cultivées ces espèces végétales, ainsi que le laboratoire chargé de les conditionner. J'imaginai en France des médecins en blouse blanche faisant leur cueillette de plantes avant les consultations. Arrêtons de rêver.

Après quelques erreurs de direction, nous nous retrouvâmes enfin dans le service d'acupuncture. Et là, ô miracle, nous étions attendus. Un professeur très affable nous reçut et nous mena dans son bureau. Rien à voir avec celui d'un chef de service français, encombré d'ordinateurs, de téléphones, de dossiers. Là, une pièce, d'à peine quinze mètres carrés meublée au centre d'une table minuscule derrière laquelle il s'assit. Autour, une bonne dizaine de patients assis ou allongés attendaient tranquillement avec des aiguilles un peu partout sur le corps. De plus, quatre à cinq internes et étudiants virevoltaient dans cet espace exigu, interrogeaient les patients et venaient chercher conseil auprès du professeur stoïque au milieu de cette effervescence. Complètement dépaysés, nous essayâmes de trouver notre place dans un petit coin. Nous étions vraiment de plain-pied dans la médecine chinoise.

Penché sur le bras d'un patient, les doigts posés à trois endroits précis de son poignet, le professeur nous expliqua, dans un anglais fortement teinté d'accent chinois, qu'une énergie parcourt notre corps via des canaux spéciaux appelés « méridiens » et que la qualité énergétique de chaque organe peut être détectée grâce au triple pouls qu'il était en train d'examiner. Après un instant de silence et de concentration, il piqua quatre aiguilles à des endroits précis du corps du malade, les tourna quelques instants de droite et de gauche et revint, satisfait, s'asseoir à son bureau.

Nous venions de faire connaissance avec l'énergie vitale orientale.

L'énergie vitale

Bien sûr, durant nos cours de biochimie à la Faculté, nous avions appris le fameux cycle de Krebs, centrale énergétique de notre organisme. Nous savions qu'à travers lui, toutes les cellules sont équipées pour la transformation de l'énergie à partir des glucides et autres substances nutritives apportés par l'alimentation, et que ces mêmes cellules utilisent cette énergie pour les fonctions vitales de notre corps. Mais cela s'arrêtait là.

La médecine traditionnelle chinoise parle aussi d'énergie ; elle la nomme, on l'a vu, « énergie vitale » ou *qi* (prononcée *tchi*) et lui donne une signification beaucoup plus vaste que n'en a la simple énergie occidentale. Cela comprend non seulement l'énergie *yong*, ou énergie nourricière, qui peut être comparée à celle issue du cycle de Krebs, mais ainsi l'énergie *oé* ou énergie défensive, qui peut être assimilée au rôle du système immunitaire, ainsi que l'énergie *tsong*, ou énergie ancestrale, que l'on peut rapprocher de l'hérédité chromosomique, léguée par nos parents. Toutes ces énergies sont issues de l'énergie *yuan*, ou énergie originelle, qui nous relie au principe divin ; c'est l'énergie spirituelle par excellence dont la source, dans le corps humain, est située au niveau des reins, à un endroit appelé *ming men*, la « Porte du destin », dans la tradition chinoise.

L'ensemble de ces énergies circule dans les méridiens, lignes énergétiques au nombre de douze qui parcourent le corps dans son ensemble et sont reliées à nos différents organes afin de les « alimenter » et de les réguler en continu.

L'homme énergétique

Notre professeur chinois nous apprit également qu'outre ces énergies circulant à travers les méridiens, l'être humain n'est pas qu'un corps physique comme nous le fait croire la médecine classique, mais qu'il est aussi constitué d'énergies ou souffles. Assemblage d'éléments subtils, l'homme est ainsi une « boule d'énergie » parcourue par des flux qui donnent au corps physique son aspect final et sa vitalité. La bonne santé ou la maladie dépendra de l'harmonie ou de la dysharmonie de cet ensemble. Cela me rappela étrangement la DNV, qui est justement une dysharmonie du système neurovégétatif, berceau de la pathologie. Cette corrélation me plut particulièrement, surtout quand notre enseignant ajouta que guérir un patient, c'est le réharmoniser ; le rôle du médecin est donc de comprendre toutes ces interrelations dynamiques, afin de rééquilibrer ces énergies vitales qui, par le système de l'autoguérison, permettront au corps physique de retrouver naturellement son équilibre antérieur de bonne santé.

L'acupuncture correspondait parfaitement à ma recherche. De plus, l'expérience me montra qu'elle avait la capacité de réguler la balance ortho- et parasympathique, et d'apporter ainsi rapidement une amélioration de la DNV dès la première séance. Il me semblait de plus en plus évident que le rôle du médecin n'était pas d'être un distributeur de médicaments, formaté par les laboratoires, mais que la consultation devait être un acte de soin à part entière, grâce à des gestes thérapeutiques effectués immédiatement afin de relancer d'emblée l'autoguérison à travers la régulation du système neurovégétatif. Je pense que le patient, lorsqu'il sort du cabinet médical, doit déjà être remis sur le chemin de la guérison, sans attendre d'aller honorer, quelques jours plus tard parfois, son ordonnance chez le pharmacien ou de prendre un rendez-vous chez son kinésithérapeute. Le médecin retrouve alors toute sa valeur de thérapeute et établit ainsi un échange, au-delà de la parole, par le travail acupunctural sur le corps.

Les manipulations et techniques corporelles

Mais ce travail me paraissait avoir besoin d'un complément pour relancer une autoguérison digne de ce nom. Cette idée me fut confirmée dès le lendemain de ce premier contact hospitalier, lorsque notre guide nous amena dans un autre service où je pus constater que le traitement corporel en médecine chinoise ne se limitait pas à l'acupuncture.

Dans le service de kinésithérapie, je découvris avec étonnement d'une part que le massage traditionnel chinois n'avait rien avoir avec le massage occidental et que d'autre part il se rapprochait énormément de l'ostéopathie, de la fasciathérapie et du stretching (étirements musculaires). Je suis convaincu que ces techniques ont trouvé leur origine dans la médecine traditionnelle chinoise.

Préférant toujours la tradition ancienne, je m'initiai donc au *chi nei tsang* (massage énergétique des organes profonds) et au *tui na*, travail manuel de l'enveloppe myofasciale s'appuyant essentiellement sur les méridiens mais incluant également une technique de mobilisation des articulations douloureuses ou « grippées ». De plus, la main du thérapeute permet l'activation du système parasympathique, présent dans la peau, gage de retour au calme et de relance immédiate de l'organisme vers la bonne santé.

Je décidai alors d'utiliser en synergie, au cours de la même consultation, l'acupuncture et le travail corporel chinois traditionnel. Je me rendis compte, devant l'amélioration rapide des troubles, parfois anciens, ressentie par mes patients et devant leur souhait de renouveler rapidement cette expérience, de la puissance thérapeutique de cette approche corporelle globale.

Les autres thérapeutiques

Petit à petit, au triptyque de base homéopathie-acupuncture-travail corporel, socle de mon action, sont venues s'ajouter d'autres thérapeutiques. Ce qui met en évidence que la médecine classique avec ses seuls médicaments est extrêmement restrictive et pauvre en solutions complémentaires. Le domaine de la thérapeutique est beaucoup plus vaste et beaucoup plus riche, comme nous allons le voir.

Dès ma sortie de la Faculté, je m'étais intéressé aux problèmes de diététique et nutrition, matières nullement enseignées dans le cursus médical où l'on ne fait que parler des lipides, glucides ou protéines sous l'angle purement biochimique, alors qu'Hippocrate, notre maître, avait dit : « Que la nourriture soit ton premier remède. » J'utilise donc la diétothérapie (traitement par l'alimentation raisonnée) que m'enseigna le professeur Jean Trémolière, biologiste, humaniste et philosophe, ancien médecin de l'hôpital Bichat à Paris. Il m'expliqua également l'intérêt de la nutrithérapie : apports de vitamines, oligoéléments, protéines et autres substances nutritives nécessaires au bon fonctionnement de la cellule.

Le docteur Pistor, aujourd'hui disparu, m'enseigna, quant à lui, les rudiments de la **mésothérapie**, dont il fut l'inventeur. Il me montra, au cours de ses consultations, que l'on pouvait traiter par des micro-injections médicamenteuses très superficielles au niveau de la peau de nombreuses pathologies et notamment les états émotionnels et les douleurs, ce qui évitait d'inonder l'organisme de médicaments pris par la voie buccale traditionnelle. Ce fut pour moi, médecin fraîchement formé par la Faculté, la révélation qu'il existait une autre façon de soigner les gens. Pour cela je lui serai éternellement reconnaissant.

Plus tard, l'élève voulant toujours aller plus loin que le maître, je décidai de modifier la mésothérapie sous deux aspects : tout d'abord je n'injectai plus de remèdes allopathiques, chose que faisait le docteur Pistor, mais de l'homéopathie, des vitamines ou des oligoéléments, en leur lieu et place; puis, je pris comme support d'injection les méridiens et les points d'acupuncture. J'appelai cette nouvelle mésothérapie la **mésothérapie énergétique**, et organisai deux congrès internationaux sur ce sujet avec un certain succès.

Je décidai également de m'intéresser aux méthodes utilisant les principes et les préparations homéopathiques. C'est ainsi que j'étudiai :

— La **phytothérapie rénovée du docteur Max Tétau et Claude Bergeret**, traitement par les plantes qui se présente sous deux formes : soit la teinture mère homéopathique (TM) du végétal adulte, soit les parties germinatives de la plante (bourgeons, jeunes pousses, radicelles, semences ou écorces) et on parle alors de « germothérapie », qui se prescrit sous forme de macérations glycérinées (alcool plus glycérine) données en première dilution décimale hahnemannienne ou D1. Ces préparations sont délivrées en gouttes. En complément on peut, si besoin, utiliser la phytothérapie classique sous forme de tisanes ou décoctions.

— L'**aromathérapie** est souvent associée à la phytothérapie, d'où le terme « phyto-aromathérapie ». Cette fois les principes actifs sont obtenus par distillation des plantes pour donner des extraits aromatiques (essences et huiles essentielles). Ils sont utilisés par voie externe pour le massage, en pulvérisation nasale, en aérosols pour purifier une pièce, sous forme de gélules ou sur un sucre pour la voie orale.

— La **lithothérapie**, traitement par des minéraux et des roches prélevés dans leur site naturel, puis dilués et dynamisés, donnés sous forme d'ampoule de un millilitre en huitième dilution décimale hahnemannienne ou D8.

— Les **sels de Schussler**, du nom d'un médecin allemand du XIXe siècle, comprenant douze sels minéraux administrés sous forme de granules ou de poudre (trituration) en basses dilutions D6 ou D12, afin de régénérer les terrains déficients. Par exemple, le phosphate de calcium (Calcarea phosphorica), le sulfate de potassium (Kalium sulfuricum) ou le chlorure de sodium (Natrum muriaticum).

— L'**organothérapie** qui se propose de traiter l'organe ou le tissu malades par des dilutions infinitésimales d'organe, de tissus ou de sécrétions d'organe.

— Les **remèdes floraux du docteur Bach**, du nom d'un médecin qui vers les années 1930 eut l'idée de traiter les états émotionnels de ses patients en se servant de fleurs qu'il mit à tremper dans de l'eau de source stimulée par les rayons solaires. Sans être à proprement parler des remèdes homéopathiques, ils s'y apparentent par leur préparation. Ces élixirs sont conservés dans de l'alcool et administrés sous forme de gouttes, à prendre sous la langue. Ils viennent renforcer les effets de l'homéopathie émotionnelle.

De plus l'étude approfondie de la médecine traditionnelle chinoise et de la médecine ayurvédique m'amena à constater que, en complément de la relaxation et de la sophrologie occidentales, la **méditation** et toutes les **techniques d'introspection,** plus ou moins dirigées par le thérapeute (rêve éveillé ou expansion de conscience), étaient d'excellents outils pour le travail d'évolution personnelle, grâce à l'exploration de la psyché à travers les symboles et les archétypes.

Enfin, le *Yi King* et le *Tao Te King* (livres millénaires de philosophie chinoise), ainsi que la *Kabbale* (traité de la tradition hébraïque), enrichirent ma connaissance spirituelle de l'homme et me donnèrent accès à la philosophie universelle, loin du questionnement de la philosophie occidentale que j'avais également étudiée dans ma jeunesse.

Je dois rendre ici hommage à tous les médecins et thérapeutes, ainsi qu'aux patients que j'ai soignés ou qui ont participé à mes différents séminaires et enseignements. Ils m'ont poussé sans cesse, par leur présence sympathique et leurs questions pertinentes, à explorer de nouveaux horizons, à enrichir ma pensée médicale et ma thérapeutique. Ils m'ont incité à l'excellence et je les en remercie.

Une autre médecine : la vitalothérapie

Au terme de ce long parcours, je venais d'assembler toutes les connaissances nécessaires à la mise au point d'une nouvelle médecine. Il ne me restait plus qu'à lui trouver un nom. Je décidai de la nommer « vitalothérapie », car c'est la vie qui est en nous qu'elle se propose de soigner, de relancer, pour qu'elle puisse s'exprimer dans sa plénitude à tout instant. Que ce soit au niveau de l'**énergie vitale** (énergie nécessaire au bon fonctionnement de la cellule et de l'organisme), de la **force vitale** (force d'autoguérison agissant sans cesse en nous) ou de l'**élan vital** (développement et évolution personnels ainsi que spirituels), c'est toute la complexité de la vie qu'il s'agit d'envisager. Pour guérir vraiment et non pour rester dans un état d'équilibre fragile, propice à la rechute ou à une nouvelle maladie, l'être humain doit être soigné dans sa totalité : corps physique-énergie-âme-esprit.

J'avais en main mon propre *Vidal*, qui remplaçait avantageusement la pharmacopée actuelle, bréviaire où je pourrais piocher, à loisir, les remèdes et les thérapies *personnalisés* – j'insiste sur ce mot car la médecine classique ne délivre pas de tels traitements personnalisés –, adaptés à chaque patient, autrement plus naturels et en parfait accord avec les lois de la vie.

Maintenant que l'on parle sans cesse du trou financier de la sécurité sociale – qui n'est plus tellement sociale –, de plus en plus abyssal malgré toutes les réformes bisannuelles – à ce rythme on continuera à payer des cotisations sociales et on ne sera plus remboursé, ce qui serait paradoxal –, je suis sûr que la médecine que je propose permettrait de renflouer les caisses rapidement, car elle est peu onéreuse et ne rend pas malade, ce qui économiserait en plus le coût des maladies iatrogènes, induites par les traitements classiques.

Une synthèse et des synergies

Avec un bagage thérapeutique aussi riche, il ne me restait plus qu'à trouver un fil conducteur, un nouveau fil d'Ariane, un ordre dans la conduite de ce traitement, afin de me servir correctement de tout ce potentiel.

Il convenait de trouver une méthode simple qui permette de traiter le patient selon un schéma logique respectueux de son métabolisme et capable de relancer l'autoguérison à travers la psycho-neuro-endocrino-immuno-bioénergétique. Il était bien sûr hors de question de traiter directement et séparément chacune de ces composantes (la psyché et les systèmes nerveux, endocrinien, immunitaire et bioénergétique), étant donné que, comme nous l'avons vu, l'organisme est un tout et que lui seul sait comment il est tombé malade et quel sera son chemin de guérison. De plus, sachant que les troubles de cet ensemble sont à l'origine de la DNV, avec les conséquences que nous avons étudiées, il fallait trouver un protocole simple qui permette de libérer les forces de guérison aptes à réguler, par elles-mêmes, ces troubles fonctionnels et éviter ainsi le passage à la pathologie d'organe.

À noter que ce protocole est également efficace pour traiter un patient atteint de n'importe qu'elle pathologie, tant que les mécanismes d'autoguérison sont en état de répondre, et, à mon grand étonnement, cela reste longtemps valable. Dans le pire des cas, la vitalothérapie permet de supporter les traitements classiques et leurs effets secondaires, donnant ainsi un plus grand confort au patient tout en diminuant les doses allopathiques, pour un résultat souvent bien meilleur. En d'autres termes, elle peut aider la médecine classique tout en évitant ses excès.

Un principe d'économie et d'efficacité

De plus la vitalothérapie s'appuie sur une qualité particulière d'autoguérison de l'organisme. En effet, pour accomplir correctement ses fonctions vitales, le corps humain a prévu un système cybernétique, c'est-à-dire de rétrocontrôle, très performant qui lui permet à chaque instant de retrouver son équilibre biologique face à tout agent perturbateur selon le mode maxi-mini : la régulation optimale des besoins se fait avec une dépense minimale d'énergie. Ainsi notre organisme se gère «en bon père de famille» : quelles que soient l'intensité et l'importance de l'impact déstabilisant, il répondra toujours avec le maximum d'efficacité et le minimum de «dégâts»sauf si, bien sûr, les mécanismes d'autoguérison se trouvent débordés par une attaque trop brutale ou trop durable. Mais là encore il y aura une gestion a minima tant que ce sera biologiquement tenable.

Ce principe d'économie et d'efficacité est d'une grande importance et c'est la base même de la vitalothérapie. Cette nouvelle médecine a comme règle d'or de donner, par des gestes et apports thérapeutiques respectueux de notre milieu intérieur (cette notion est valable pour notre planète Terre), l'opportunité à l'organisme de se réguler lui-même. Il s'agit de ne jamais intervenir de façon directive, mais de faire confiance à la sagesse et à l'intelligence de notre corps : c'est la loi d'airain de la vitalothérapie.

2

La vitalothérapie, médecine de l'essentiel et de la simplicité

La seule preuve en médecine est la guérison des malades.

Laurent SCHWARTZ

Le médecin du futur ne prescrira aucun médicament, mais il poussera plutôt ses patients à s'intéresser à leur corps, à leur alimentation, à la cause des maladies et à leur prévention.

Thomas EDISON

Préférez-vous être soigné par des traitements soi-disant scientifiquement démontrés – alors que l'on sait maintenant que la plupart des études sont truquées, sous le regard complaisant des autorités de contrôle minées par les conflits d'intérêt – inefficaces la plupart du temps, et dangereux de surcroît, ou par une médecine non agressive pour votre organisme et dont l'efficacité est prouvée chaque jour en cabinet ainsi que par de nombreuses études portant sur l'homéopathie, l'acupuncture, la phytothérapie ou la méditation par exemple ? À vous de choisir.

Le traitement de la maladie émotionnelle se borne, le plus souvent, en médecine classique à prescrire des antidépresseurs, des anxiolytiques ou des tranquillisants ; parfois des séances de psychothérapie ou de psychanalyse sont conseillées, mais le corps et sa souffrance DNV sont rarement pris en compte pour ne pas dire ignorés. Pourtant, comme nous l'avons vu, ce sont bien eux qui portent toutes les mémoires émotionnelles entretenant le mal-être. Donc une grande partie de la vitalothérapie va s'adresser au corps pour l'épurer, le régénérer, le rééquilibrer dans son métabolisme, sa posture et son comportement. Bref, lui redonner une bonne santé et une nouvelle vision de la vie, afin d'éliminer ce fardeau émotionnel encombrant. Ensuite, par des conseils diététiques, physiques et la connaissance de certaines lois de la vie, elle va permettre d'entretenir et de sauvegarder ces acquis afin de ne pas s'exposer de nouveau à la DNV et ses risques secondaires de pathologie d'organe.

De plus, par cette manière de traiter les bases de la pathologie et de la bonne santé, la vitalothérapie s'adresse aussi aux maladies organiques. Elle joue un rôle de complément de la médecine classique pathologique quand le stade est trop évolué, ou de traitement pratiquement exclusif lorsque l'organisme a la sagesse de ne pas aller trop loin dans l'atteinte de son intégrité physique. L'évolution des maladies allant, depuis une cinquantaine d'années, vers des pathologies de plus en plus chroniques, il convient d'avoir une thérapeutique qui puisse traiter le terrain en profondeur, sans l'agresser, afin de guérir le patient et éviter justement la chronicité et les rechutes.

Nous allons étudier la vitalothérapie dans son ensemble, et le médecin, le thérapeute ou le patient pourra s'en servir en partie ou en totalité pour traiter la maladie émotionnelle, la DNV, ou au-delà selon l'importance de la pathologie. Sachant que la maladie émotionnelle sera toujours présente, à des degrés différents, à tous les stades de l'évolution de la symptomatologie, de la DNV simple à la maladie d'organe, nous aurons bien souvent recours, pour une large part, aux soins et conseils de la vitalothérapie.

La consultation

L'écoute

Premier temps, j'écoute les patients le temps nécessaire pour bien les connaître. Je ne demande ni nom, ni adresse, ni numéro de téléphone, ni e-mail, ni profession. Ce qui m'importe, c'est l'être humain, face à sa pathologie, dépouillé de tous les attributs sociaux derrière lesquels on se cache. Les formalités administratives sont vues en fin de consultation.

Ce qui m'intéresse, c'est la « maladie-carte de visite », les pathologies précédentes et leurs traitements. Je demande à voir les dernières ordonnances allopathiques, afin de vérifier si certains des signes maladifs ne sont pas dus aux effets secondaires de ces médicaments, précaution élémentaire car cette éventualité est malheureusement très fréquente.

Le terrain de chacun m'intéresse aussi à travers la grande connexion et ses composantes immunitaires, hormonales et bioénergétiques. J'interroge donc sur les éventuelles infections hivernales à répétition ou sur les allergies ORL saisonnières (système immunitaire). Je recherche des perturbations hormonales diverses : signes d'hyper- ou d'hypothyroïdie, diabète, mais aussi, chez la femme, perturbations du cycle menstruel et signes de préménopause ou de ménopause installée (système endocrinien). Je note également les fatigues éventuelles ; sont-elles anciennes ou plus récentes, de type « coups de pompe », liées à des difficultés à bien dormir ou à des chocs physiques : accidents, interventions chirurgicales ou examens complémentaires à répétition (bioénergétique cellulaire). Je me documente, aussi et surtout, sur l'état émotionnel actuel et antérieur du patient, ainsi que sur les divers chocs psychiques et nerveux subis au cours de sa vie ; essentiellement celui ou ceux qui ont précédé, la pathologie actuelle. Sans oublier les douleurs musculaires, tendineuses et articulaires, tenaces et récurrentes. Tout cela afin de déterminer, avec précision, les signes cliniques de la maladie émotionnelle : la dystonie neurovégétative (DNV).

Je m'intéresse enfin à la personnalité et aux comportements du patient face à la vie, afin de déterminer son remède homéopathique de base, que je lui prescris au terme de la consultation.

L'examen clinique

Je voudrais ici réhabiliter l'auscultation et la palpation du corps. Ce geste indispensable à une bonne compréhension de la pathologie du patient rend, par l'échange qu'il induit, la médecine beaucoup plus humaine. Je ne nie pas l'intérêt des machines de type IRM ou scanner, mais on ne doit y avoir recours que dans un deuxième temps et uniquement si vraiment cela s'avère indispensable. L'accumulation de ces examens, sans réel besoin, n'est sûrement pas étrangère à l'apparition de certaines maladies, par la surcharge de rayonnements électromagnétiques qu'ils induisent.

En consultation, j'examine donc tout d'abord d'une façon classique, comme je l'ai appris de la Faculté, mais aussi d'une façon non classique, notamment à travers une prise particulière du pouls.

La thérapeutique

Nous avons vu plus haut que notre organisme est une immense trame interconnectée, le système PNEIB. Les processus responsables du bon fonctionnement du corps humain, et donc de sa bonne santé, résultent de l'interaction de centaines de milliers de réactions biochimiques en relation continue. Je me suis donc attaché à trouver une méthode respectueuse de cette intelligence, capable par elle-même de relancer l'autoguérison en donnant à la conduite thérapeutique un ordre logique permettant d'accompagner l'organisme aussi bien au niveau du corps que de l'esprit.

La méthode DREAM corps-esprit

Après le premier fil d'Ariane (PNEIB et tissu conjonctif) et le deuxième qui est la maladie émotionnelle ou DNV, reliant toutes nos pathologies, le troisième fil d'Ariane sera donc celui de la méthode DREAM corps-esprit.

Drainer, Régénérer, Équilibrer, Apprendre, Magnifier le corps et l'esprit : telles sont les différentes étapes de la vitalothérapie. Chacune d'elles sera un travail d'équipe entre le médecin et le patient, car si le médecin doit remettre le malade sur la voie de la guérison, le chemin vers la vraie guérison appartient à ce dernier.

En effet, si c'est le thérapeute qui initie la première partie de la méthode DREAM, afin de relancer les processus d'autoguérison, il ne s'agira pas pour le malade, comme en médecine classique, d'attendre passivement et plus ou moins patiemment que le traitement agisse, sans rien changer des comportements qui nous ont mené à la pathologie, et de maugréer quand apparemment le traitement ne « marche » pas – encore moins de demander expressément qu'on en essaye un autre ou qu'on fasse vite d'autres examens aux « frais de la princesse », autrement dit de la Sécurité Sociale. Le malade doit s'impliquer dans son processus de guérison à travers diverses compréhensions et actions que nous détaillerons au fur et à mesure de l'explication de la méthode.

La bonne santé doit être de notre responsabilité car la médecine devient de plus en plus chère. Nous n'avons plus les moyens d'être malades, faisons ce qu'il convient pour rester en bonne santé.

Il peut paraître étonnant de parler de « psychothérapie corporelle » au sujet de l'acupuncture, mais je vous rappelle que chaque méridien correspond à un organe, qui lui-même correspond à une émotion ; pour le méridien du poumon par exemple, ce sera la tristesse, comme nous l'avons vu plus haut. La séance d'acupuncture permettra de travailler sur les émotions enfouies et par conséquence de réguler déjà la DNV.

Après voir examiné le pouls au niveau du poignet afin de déterminer les zones de souffrance énergétique, je peux identifier les points à poncturer pour le rééquilibrage des méridiens. Là aussi, il convient d'être simple et essentiel : je mets ainsi peu d'aiguilles (quatre). De plus, je ne laisse pas les patients, comme il est classique, vingt à trente minutes dans un box, à attendre que l'action thérapeutique des aiguilles s'accomplisse, car je préfère « travailler » celles-ci jusqu'à ce que, grâce au pouls, je constate que le rééquilibrage énergétique est terminé. Une fois les aiguilles retirées, toujours dans la même séance, je poursuis par les techniques corporelles chinoises.

Tout d'abord le chi nei tsang : déblocage manuel des organes (foie, vésicule biliaire, intestin grêle, côlon, pancréas, estomac, etc.), mais aussi du diaphragme. Puis le *tui na*, travail également manuel des zones de blocage myofasciales et articulaires, à l'aide de gestes parfaitement codifiés par la médecine traditionnelle chinoise depuis la nuit des temps.

Ces gestes thérapeutiques permettent de libérer les tensions corporelles, et de réguler ainsi les dysfonctions organiques de la DNV, qui sont autant de mémoires émotionnelles engrammées dans notre corps. C'est pourquoi il n'est pas rare que les patients ressentent, à la fin de cette séance, une « bonne fatigue », comme disaient nos grands-mères, ainsi qu'un froid intérieur, des frissons et même une tristesse fugace avec une envie de pleurer vite disparue. C'est très bon signe. Cela signifie que le système neurovégétatif s'est régulé et que l'organisme est en train d'éliminer toutes les émotions non exprimées au cours du temps. Le malade est, d'ores et déjà, sur la voie de la guérison.

Je termine par un massage d'inspiration ayurvédique, afin d'entériner la réharmonisation des énergies corporelles, maintenant effective.

Par ce travail de psychothérapie corporelle (acupuncture, ostéopathie et fasciathérapie chinoises), l'organisme se trouve *drainé* par l'élimination de certaines émotions, mais aussi par le désenclavage des toxines présentes dans le tissu conjonctif et qui seront évacuée dans la circulation générale. La première phase de la méthode DREAM est ainsi respectée. Il est certain aussi que ces gestes thérapeutiques corporels vont entraîner une première *régénérescence* de l'organisme, par la relance de l'autoguérison, ainsi qu'un nouvel *équilibre* du corps, dans sa posture, par les techniques de manipulation. Seront déjà observés deux autres principes de la méthode DREAM. Mais il convient de prolonger cette action entre deux consultations.

L'ordonnance DREAM

Il est bien entendu que les ordonnances que je délivre ne comprennent pas la liste complète de tous les remèdes énumérés ci-dessous. Je prescris bien sûr ceux qui conviennent à chaque cas particulier, suivant l'importance de la pathologie, sans jamais plus de quatre à cinq remèdes par prescription.

Drainer

• La pollution du corps

Il est vrai que l'organisme produit de nombreuses toxines et déchets pendant son travail cellulaire, mais d'autres intoxications vont venir surcharger le milieu intérieur. Car, ce n'est un secret pour personne, nous vivons dans un monde très pollué et extrêmement dangereux pour notre santé. Nous n'en avons malheureusement pas vraiment conscience et pourtant c'est un vecteur incontestable de maladie. La liste est longue des pollutions qui nous assaillent jour après jour. Je me contenterai d'en citer les plus présentes :

— Les pesticides (insecticides et herbicides) cachés dans nos fruits et légumes.

— Les colorants, arômes artificiels, conservateurs, émulsifiants, gélifiants et autres produits chimiques utilisés par l'industrie agro-alimentaire en large quantité.

— Les antibiotiques et parfois les calmants présents chez la majorité des animaux élevés en batterie, sans oublier les poissons des fermes piscicoles.

— Les muscs synthétiques, les sels d'aluminium, le paraben, les formaldéhydes, entre autres, entrant par exemple dans la fabrication des gels douche, shampoings, produits de beauté et déodorants.

— Les médicaments allopathiques que l'on prend, notamment les antalgiques, anti-inflammatoires et hormones diverses que nous stockons longtemps et insidieusement. Vous me direz que nous éliminons dans un deuxième temps l'essentiel de ces produits, je suis d'accord, mais le problème est que tout cela se retrouve dans l'eau soi-disant potable de nos robinets, en plus des rejets dans l'environnement des dangereuses substances de l'industrie chimique, dioxines et furannes par exemple.

— Les plombages dentaires.

On peut y ajouter l'air que nous respirons avec ses poussières fines industrielles diverses, particules de diesel et oxyde d'azote entre autres, sans oublier la pollution électromagnétique des émetteurs, des téléphones portables, des ordinateurs, de la wifi, des lignes à haute tension, des condensateurs et transformateurs EDF pour ne citer que cela.

Bref, nous sommes une vraie déchetterie chimique à laquelle va s'ajouter une «intoxication» interne appelée intoxination en médecine homéopathique. En effet, par interaction de toutes ces substances présentes dans notre organisme, d'autres corps chimiques vont se synthétiser dont nous ne connaissons ni la composition exacte ni le degré de toxicité, ce qui est inquiétant.

D'où l'intérêt du drainage que je préconise. Il conviendra alors de se tourner vers la phytothérapie dont voici quelques indications :

— La grande chélidoine (*Chelidonium*) : draine le foie, les poumons, le système myofascial et articulaire.

— La verge d'or (*Solidago*) : draine le foie, les reins (acide urique).

— Le charbon-Marie (*Carduus marianus*) : draine le foie.

— Le pissenlit (*Taraxacum*) : draine le foie, la vésicule biliaire, les reins (acide urique).

— L'artichaut (*Cynara scolymus*) : draine le foie et la vésicule biliaire.

Ces plantes seront prescrites en dilutions homéopathiques.

• La pollution de l'esprit

Nous sommes toute la journée – et parfois même la nuit, pour les insomniaques – plongés dans un bain de messages sans précédent dans l'histoire de l'humanité. Hyperinformés au-delà du raisonnable et de l'assimilable, nous enregistrons n'importe quoi n'importe comment, par toutes sortes de vecteurs de plus en plus présents et de plus en plus coûteux : téléphones portables, tablettes numériques et ordinateurs, chaînes de télévision et de radio, en continu, sans compter les bons vieux supports traditionnels, cinéma, affiches, revues de toutes sortes qui débordent des rayons des maisons de la presse et prospectus bariolés qui encombrent nos boîtes aux lettres.

L'être humain n'est en mesure d'assimiler qu'une faible partie de ce « bouillon » indigeste et, comme dans le cas d'une alimentation trop riche, le surplus encrasse notre esprit et surcharge notre système

PNEIB, créant une tension larvée, source de stress et de DNV permanents.

Sachez prendre du recul par rapport à tous ces objets modernes, sûrement beaucoup moins indispensables que vous le pensez, et vous en détoxiquer quelque peu pour votre bien-être et votre santé.

• La pollution de l'espace

Êtes-vous sûr d'avoir besoin de tous ces bibelots dans vos vitrines, de tous ces meubles dans votre salon ou salle à manger, de tous ces tableaux sur vos murs, de tous ces instruments dernier cri dans votre cuisine, de tous ces vêtements dans vos armoires et de tous ces objets soigneusement remisés au grenier ou à la cave ? Pour parodier un célèbre slogan : réfléchissez, éliminez. Tout ce qui encombre notre espace encombre notre esprit et par conséquent notre corps.

Une fois que l'on a assuré ses besoins vitaux essentiels (se nourrir correctement, se loger confortablement, s'habiller et assurer à soi et aux siens une vie décente), réduire ses possessions matérielles c'est alléger sa psyché de tous les soucis d'entretien, de réparation ou de renouvellement sous prétexte que l'objet est passé de mode. Nous nous sentons plus légers et pouvons alors, libérés de ces contraintes matérielles, penser à notre vrai bien-être, c'est-à-dire à l'entretien positif de notre corps et de notre pensée.

Régénérer

• Régénérer l'écosystème digestif

À côté de la peau, des poumons et des cinq sens, l'écosystème digestif participe à notre relation avec le milieu extérieur. C'est du fait de sa bonne qualité et bien sûr de celle de nos apports alimentaires que notre organisme assimilera correctement les nutriments nécessaires à notre bonne santé.

C'est pourquoi je suis amené de temps à autre à donner des conseils diététiques et à prescrire parfois des compléments alimentaires afin de réguler la flore intestinale.

Un certain nombre d'éléments permettent une bonne digestion :

— Bien sûr, la qualité de l'alimentation – biologique, inutile de le préciser – ainsi que sa variété en quantité raisonnable sont les critères de base d'un bon équilibre nutritionnel et le gage d'une digestion confortable permettant une assimilation correcte des aliments.

— D'autre part, il convient de préserver un bon équilibre émotionnel avec régulation de la DNV. En effet, nous avons vu plus haut que l'intestin est notre deuxième cerveau par le nombre de neurones – plus de cent millions, pratiquement autant que la moelle épinière –, par tous les neuromédiateurs qu'il sécrète et les multiples connexions qu'il entretient avec notre encéphale.

— Cet ensemble est soutenu par le microbiote, c'est-à-dire notre flore intestinale. Notre intestin renferme, n'ayez pas peur, plus de cent mille milliards de bactéries, nombre dix fois supérieur à celui des cellules constituant notre organisme, pour un poids d'environ deux kilos. Ces occupants jouent un rôle méconnu dans notre équilibre interne. Ils sont indispensables tout d'abord parce qu'ils terminent le travail de digestion de l'intestin grêle (dégradation complète des aliments et élimination des déchets afin d'éviter l'intoxication de l'organisme), mais également parce qu'ils synthétisent enzymes et substrats participant à de nombreuses réactions biochimiques, ainsi que des vitamines, B et K par exemple, et facilitent l'assimilation d'autres vitamines. De plus, ces bactéries ont une fonction immunitaire non négligeable, complétant l'action des immunocytes en augmentant l'acidité de l'organisme pour combattre de nombreux germes et en les empêchant de se fixer sur la muqueuse. Cet effet de barrière permet également de lutter contre une porosité trop importante de l'intestin, empêchant le passage de substances mal assimilées et donc pathogènes pour l'organisme.

Par son action bénéfique sur notre santé, nous pouvons apparenter la flore intestinale à un véritable organe qu'il convient de respecter et d'entretenir. Malheureusement, cette « mécanique » bien huilée peut être perturbée par de nombreux facteurs : les chocs émotionnels, une alimentation toxique chargée de pesticides, dénaturée par des conservateurs, des colorants et autres produits chimiques, mais aussi trop riche en protéines ou en graisses et appauvrie en fruits et légumes, ainsi que la prise de médicaments allopathiques par exemple. C'est pourquoi je suis souvent amené à conseiller des symbiotiques, associant prébiotiques et probiotiques.

— Les prébiotiques : Ces compléments alimentaires sont des fibres non digestibles apportées par les fruits et les légumes, qui servent bien sûr de « ballast » pour éviter ou traiter la constipation, mais aussi « d'engrais » pour nos bactéries amies présentes dans le côlon, permettant ainsi leur bon entretien ou leur prolifération si besoin est. Ces prébiotiques améliorent également l'absorption de certains minéraux comme le calcium, le magnésium, le fer et le zinc, tout en favorisant globalement une meilleure écologie intestinale.

— Les probiotiques : La FAO (Food Agriculture Organization) en 2002 et l'AFSSA (Agence française de sécurité des aliments) en 2005, dans leurs rapports sur les effets des symbiotiques sur la flore et l'immunité, notent que « le probiotique est un micro-organisme vivant qui, lorsqu'il est consommé en quantité adéquate, produit un bénéfice pour la santé de l'hôte ». Les probiotiques vont donc venir renforcer les flores d'assimilation et de putréfaction, déjà existantes dans le côlon, seules capables de terminer complètement le travail digestif débuté dans l'intestin grêle. Ces bactéries amies seront apportées soit par une alimentation correcte – ce qui n'est malheureusement pas souvent le cas –, soit par des compléments alimentaires à base de lactobacilles, de bifidobactéries associés à des ferments propioniques ou à de la levure de bière active qui favorisent le bon équilibre de ces dernières.

• Régénérer la bioénergétique cellulaire

Nous avons à notre disposition nombre de remèdes capables de relancer les métabolismes perturbés par la DNV et son impact plus ou moins profond sur l'organisme. La lithothérapie, la gemmothérapie, les douze sels de Schussler, la silice, l'oligothérapie et la vitaminothérapie peuvent jouer ce rôle et le thérapeute jugera de leur nécessité pour son patient.

Voici toutefois quelques compléments alimentaires fort utiles par leur richesse et leur facilité d'emploi, dont tout un chacun pourra se servir avec bonheur. Nous apportons ainsi les « briques élémentaires » de l'autoguérison en relançant la bioénergétique cellulaire.

La **spiruline** ou l'**algue bleue**, cyanophycée ou cyanobactérie, végétal microscopique d'à peine un demi-millimètre, est à l'origine de la vie sur terre. C'est elle qui, par sa capacité à fabriquer de l'oxygène à partir de l'énergie solaire et du gaz carbonique, a permis au vivant d'apparaître sur notre planète, en lui procurant une atmosphère respirable et un bouclier protecteur : la célèbre couche d'ozone.

Premier hôte de la Terre depuis plus de trois milliards d'années, l'algue bleue vit encore parmi nous et peut nous apporter toutes ses propriétés régénératrices. En effet, elle contient l'ensemble des acides aminés, vitamines, sels minéraux et oligoéléments, ainsi que des pigments (chlorophylle, phycocyanine, caroténoïdes et bêta-carotène), des glucides (glycogène ou glucosamine par exemple), des acides gras essentiels (acide oléique, linoléique ou stéarique entre autres), autant de substrats indispensables à notre métabolisme interne. La spiruline est donc un remède de choix pour remettre de la vie en nous. Elle se prend sous forme de comprimés ou de gélules.

Autre remède de choix : les **antiradicaux libres**. À côté du stress émotionnel existe un autre stress : le stress oxydatif. En effet, l'organisme a certes besoin d'oxygène pour que ses cellules fonctionnent correctement, mais lorsque, pour diverses raisons (le tabac, l'alcool, toutes les pollutions, la plupart des médicaments, les radiations ionisantes, l'exercice physique intense, les infections, les inflammations, l'allergie et le stress émotionnel entre autres), ses métabolismes sont perturbés, les radicaux libres apparaissent. Ce sont des atomes instables ayant perdu ou gagné un électron. Ils s'empressent alors d'en récupérer, vaille que vaille, dans leur entourage immédiat, bouleversant ainsi les réactions biochimiques et favorisant le vieillissement cellulaire et donc corporel : c'est le stress oxydatif.

Certes, ces radicaux libres sont utiles à nos cellules lorsqu'ils sont produits en quantité raisonnable. Ils aident la défense immunitaire (les globules blancs en produisent à leur surface et agressent ainsi virus et bactéries, engendrant alors la phagocytose, destruction finale du microbe), favorisent la cicatrisation (ils accélèrent la destruction de nos cellules malades et permettent leur remplacement plus rapides par de nouvelles), participent à la fabrication de certaines hormones, entre autres vertus. Mais la plupart du temps les radicaux libres sont en excès et, tant que ces particules instables n'ont pas trouvé des substances capables d'épancher leur « soif » d'électrons, elles restent toxiques pour l'organisme. Ces radicaux libres attaquent notamment notre fameux tissu conjonctif qui est, comme nous l'avons vu, notre grand organe de soutien et d'échanges biochimiques, en dénaturant ses constituants (collagène, élastine et acide hyaluronique), entraînant ainsi sclérose et fibrose, synonymes de vieillissement. Ils sont aussi impliqués dans les troubles fonctionnels de la DNV en perturbant de nombreuses réactions enzymatiques par détérioration des sites actifs. Ils rendent également trop perméables les structures membranaires de la cellule et de ses constituants (noyau, mitochondries ou lysosomes), ce qui est source de nombreuses dérégulations. Ils peuvent enfin nuire à la synthèse des protéines en agressant les acides nucléiques (ADN et ARN), faussant de la sorte la qualité des informations transmises par la cellule.

Sachez que la nature a prévu de lutter contre ce trop-plein, avec des enzymes et des hormones antioxydantes, mais étant donné les agressions de plus en plus importantes liées à notre mode de vie, notre alimentation, et à notre environnement pollué, les mécanismes naturels d'autorégulation peuvent être insuffisants, c'est pourquoi il convient de prendre des antiradicaux libres ou antioxydants sous forme de plantes et de compléments nutritionnels. Voici les plus utilisés :

— **Le bêta-carotène** (provitamine A) enlève le trop-plein énergétique de la molécule oxydante, la rendant ainsi moins agressive. Des études ont montré que des pays comme le Japon et la Norvège, réputés grands consommateurs d'aliments riches en bêta-carotène, connaissent un taux faible de certains cancers (col de l'utérus, sein, côlon, poumon, prostate).

— **La vitamine E** assure la protection des membranes cellulaires et stoppe les réactions en cascade très dangereuses des radicaux libres. Elle empêche également, en partie, leur production en protégeant l'organisme contre les radiations et la pollution.

— **La vitamine C** protège pour sa part le contenu aqueux de la cellule et régénère les constituants précédents, bêta-carotène et vitamine E, pendant leur action antiradicalaire.

— **Le sélénium** jouera, quant à lui, le rôle de l'éboueur de service grâce à un co-facteur enzymatique, la glutathion peroxydase, puissant antioxydant.

Il existe également en phytothérapie des plantes, dites « adaptogènes », qui vont aussi lutter contre le stress oxydatif. On utilisera notamment le **ginseng** et l'**eleutherococcus**.

Racine à silhouette humaine, le ginseng, connu en Chine depuis plus de quatre mille ans, apportera une amélioration de l'état général empêchant la production de radicaux libres. L'**eleutherococcus**, arbuste courant du nord de la Chine et de la Sibérie, est de connaissance beaucoup plus récente ; on en utilise également la racine pour, comme avec le ginseng, stimuler le tonus physique, garant de la lutte antiradicalaire. Ils seront prescrits en gélules, extraits secs, poudre ou en teinture mère.

• Régénérer le système immunitaire

Nous utiliserons notamment le **shiitake**, champignon forestier immunostimulant poussant spontanément sur les troncs d'arbres, surtout les chênes, d'où son nom de « lentin du chêne ». Le shiitake stimule le système immunitaire, augmente la vitalité générale, inhibe les effets nocifs des graisses saturées, tout en ralentissant, comme les antiradicaux libres, le vieillissement. En dehors d'être un mets délicieux, le shiitake possède un grand nombre de vitamines, notamment B2 et B12, ainsi que les acides aminés indispensables à la synthèse des protéines, de nombreux minéraux, du potassium, de la silice, du magnésium et du calcium en grandes quantités. Ce champignon est pris sous forme de gélules.

En phytothérapie nous pouvons également utiliser l'**eleutherococcus** et le ginseng qui en plus, comme nous l'avons vu, de leur propriété antiradicalaire renforcent le système immunitaire. L'**echinacea**, plante vivace originaire du continent nord-américain qui peut atteindre un mètre cinquante, est également prescrite dans cette indication. Ces remèdes sont conseillés en teinture mère.

• Régénérer le corps

La pratique d'une activité physique régulière peut se présenter sous trois formes :

— Une marche journalière de trente minutes minimum est conseillée, ou/et un jogging une ou deux fois par semaine, à allure modérée (il faut pouvoir parler en courant), d'une durée d'une demi-heure à une heure, ainsi que des mouvements de gymnastique quasi journaliers, à base d'assouplissements, d'étirements et de renforcements de certaines structures musculaires.

— Il convient d'y associer un travail sur la respiration. En effet, avez-vous remarqué que pratiquement tout le monde vit en apnée. Très peu de poitrines ou de ventres se soulèvent sous l'effet du souffle et, bien souvent, seuls l'asthme ou quelque maladie respiratoire nous font prendre conscience et nous montrent l'intérêt vital de la respiration. Sans compter que la relation entre les émotions et le souffle est manifeste. Qui n'a pas eu, suite à une brusque peur ou une anxiété, le souffle « coupé » avec une respiration courte et superficielle ? La tradition ancienne a toujours insisté sur le travail respiratoire. Il est bien sûr important car il fournit, à travers l'oxygène, le carburant nécessaire à la bioénergétique cellulaire, mais il agit aussi comme calmant du système neurovégétatif, grâce à son action parasympathique, entraînant par voie de conséquence le rééquilibrage de la DNV. La respiration lente et profonde ralentit le rythme cardiaque très rapidement, et apparaît alors une détente myofasciale et nerveuse propice à l'autoguérison.

— Enfin, la pratique d'un sport de loisir accompli sans exagération et sans esprit de compétition (tennis, cyclisme, volley, basket par exemple) permettra une détente physique et psychique incontestable, ainsi que des échanges sociaux intéressants.

Équilibrer

• Équilibrer la personnalité émotionnelle

Si nous lisons attentivement les signes cliniques des remèdes homéopathiques, nous constatons qu'ils ont tous une composante émotionnelle plus ou moins marquée, de laquelle découle une personnalité de base, notre ego, et des pathologies particulières. En effet, dès les premiers temps de l'enfance, l'être humain est conditionné par l'environnement socioculturel dans lequel il naît. Souvent ce dernier ne lui convient pas. Pour se protéger et ne pas en souffrir, il va se construire une carapace psychique et corporelle, et va décoder sa vie à travers ce filtre émotionnel particulier, qui ne lui appartient pas, et qui va engendrer DNV et pathologies tant qu'il ne comprendra pas qu'il fonctionne en «pilote automatique». Notre construction pathologique dépend donc énormément de notre vision du monde et des comportements qu'elle engendre.

Cette personnalité secondaire, c'est l'ego, source de beaucoup de problèmes, car elle n'est pas vraiment nous-mêmes et, pourtant, l'ego va nous gouverner, tant que nous n'aurons pas pris conscience que nous sommes habités par les autres et que nos comportements et prises de position ne sont pas vraiment les nôtres. Nous nous arc-boutons sur des idées et une image de nous erronées. Ce décalage est source de stress et de pathologies parce – qu'il induit une lutte de tous les instants, pour rester inconsciemment dans les critères qui nous sont, en réalité, étrangers pour la plupart d'entre eux. Cette lutte intense, nous n'en avons la notion que lorsque nous devons nous forcer pour accomplir certaines tâches, lorsque l'envie de vivre nous quitte, parfois, pour nous mener à la dépression sans cause apparente, ou lorsqu'un choc émotionnel (décès d'un proche, problème financier grave, ennui de santé etc.) nous réveille de notre fonctionnement, «le nez dans le guidon».

Allons plus loin... Dans notre prime enfance tout n'est que surprise et émerveillement... mais aussi peur et désagrément. Tout cela va s'engrammer profondément dans notre mémoire émotionnelle et conditionner nos réactions et comportements futurs. Nous fonctionnons alors totalement « en pilotage automatique » et chaque fois qu'une information extérieure activera en nous, sans que l'on s'en rende compte, un vieux schéma, nous adopterons une réponse instinctive, à laquelle nous avons recours depuis notre enfance. C'est ainsi que, face à des situations présentes, nous réagirons en fonction de critères anciens. Ce qui n'est pas sans poser quelques problèmes car, depuis, le milieu familial a pu se modifier et de toute façon le monde et la société ont changé.
Cette personnalité construite malgré nous, pour faire plaisir à notre entourage ou tout simplement pour pouvoir continuer à vivre dans notre milieu d'origine sans trop de rébellion, ne correspond pas toujours à notre être réel, à ce que l'on es vraiment. Notre vrai Moi, ou Moi profond, a été en quelque sorte étouffé par une entité issue du consensus socioculturel dans lequel nous sommes nés. Cette entité va se greffer sur le vrai Moi et donner ce que j'appelle le « Toi », c'est-à-dire le petit singe savant mimant, parfois à l'excès, toutes les idées préconçues et la pensée unique que l'on a instillées en nous. Il n'y a qu'à voir comment le petit enfant est, souvent, la caricature frappante de ses proches.

C'est d'ailleurs suite à un accident de la vie que la plupart du temps nous avons une prise de conscience salutaire. Nous nous apercevons que jusqu'alors, nous étions plutôt dans la survie que dans la vie et qu'il était peut-être temps de chasser l'intrus qui nous habite, pour retrouver notre vraie personnalité, notre vrai Moi et redécouvrir nos aspirations profondes qui nous permettraient de vivre dans la fluidité retrouvée et non dans l'effort inutile, source de malaise et de maladie. Dans la fluidité, il n'y a pas de grande fatigue, mais une fatigue saine vite réparée ; il n'y a pas de déprime ni de dépression, mais une tristesse juste et vraie qui permet de se régénérer et de se recentrer – en nous mettant par exemple sous la couette une journée d'hiver pour repartir d'un bon pied... Dans la fluidité, il y a l'envie de faire les choses naturellement, sans effort apparent, loin de toute pathologie.

• L'homéopathie émotionnelle

Pour moi, il semblait clair que la plupart des maladies étaient d'origine émotionnelle. L'homéopathie allait permettre de vérifier mon intuition. Étant donné la richesse des signes cliniques des remèdes homéopathiques et leurs indications dans pratiquement toutes les pathologies, je décidai de les étudier un par un sous cet angle. Vaste programme car il en existe plusieurs centaines. Je m'aperçus avec satisfaction qu'effectivement, il y avait une composante émotionnelle, plus ou moins importante, dans chacun d'eux. Certains étaient plus riches en signes psychiques et d'autres en signes physiques, mais dans tous les cas, on retrouvait l'ensemble de ces signes dans tous les remèdes, ce qui confirmait mon hypothèse de départ. De là mon idée de mettre au point une nouvelle homéopathie ciblant les remèdes sous l'angle émotionnel.

Il me restait maintenant à trouver ceux qui avaient d'une part des signes psychiques très caractéristiques, et d'autre part une action thérapeutique la plus large possible afin de bien typer chacun de mes patients. Comme je le découvris, des remèdes ayant cette double propriété existent en homéopathie, on les nomme les «polychrestes», et ils sont au nombre de trente-deux, ce qui commençait à limiter ma liste de «nominés». Mais cette liste me semblait encore trop importante car, au cours de mes consultations, j'avais décelé que les types de personnalité étaient beaucoup plus restreints.

J'en étais là de mes réflexions lorsque, au décours de mes lectures, je tombai sur la description d'une tradition très ancienne, qui allait m'apporter la pièce manquant à mon puzzle et permettre de finaliser ce que j'appellerais l'«homéopathie émotionnelle».

• L'Ennéagramme

Des traditions et cultures anciennes remontant à plus de quatre mille cinq cents ans se sont intéressées, tant au niveau spirituel que philosophique (la roue de la vie bouddhiste, les péchés capitaux des chrétiens, le Yin et le Yang de la pensée chinoise par exemple), à l'étude des comportements humains. L'Ennéagramme en fait partie.

L'Ennéagramme (*ennea* en grec signifie «neuf» et *gramme*, «dessin» ou «écrit») est la lecture qui va le plus loin dans la compréhension de la psychologie humaine. Il montre qu'il existe neuf conditionnements inconscients, ou ego, qui influencent nos comportements.

Allons plus loin... Il est difficile de donner la date d'apparition de l'Ennéagramme, ainsi que son lieu d'origine. On évoque la Mésopotamie ou l'Afghanistan vers 2500 avant J.-C. Certains l'attribuent aux soufis, mystiques et mathématiciens musulmans qui l'auraient établi vers 700 avant J.-C.
Ce système est constitué de neuf personnalités de base. Ces traits de caractère représentent un axe autour duquel vont s'articuler les pensées et les attitudes face à la vie. Ces personnalités se positionnent sur un schéma, comprenant un cercle, un triangle et un hexagramme en interaction continue. Cela donne un système dynamique, permettant de comprendre comment nous fonctionnons avec nos ego, ainsi que les moyens d'évolution de ces différents « personnages » grâce au cercle et aux flèches qui les relient.

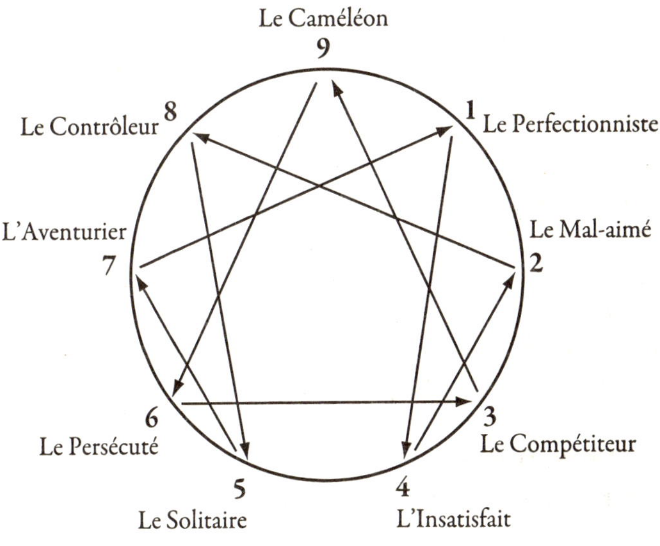

L'Ennéagramme

Je tenais, là, le moyen qui me permettait de mettre en parallèle mes remèdes homéopathiques très typés et les neuf personnalités de l'Ennéagramme, elles aussi très typées. Il m'a suffi, alors de comparer les signes émotionnels des deux systèmes pour trouver mes neuf remèdes homéopathiques. Je pus mettre ainsi mettre au point l'Homéogramme de base, base de l'homéopathie émotionnelle. J'avais en main un «outil» dont je pus vérifier la pertinence en consultation et que j'enseigne depuis des années. C'est une façon très facile pour le novice de «faire ses armes» en homéopathie et de se rendre tout de suite compte de son efficacité. Car contrairement à une légende trop répandue le remède agit rapidement et même très rapidement.

• L'homéogramme de base

Ces neuf remèdes vont peut-être vous permettre de vous découvrir enfin et en prenant le remède de personnalité vous correspondant en 9 CH, trois granules matin et soir, pendant trois mois minimum, de commencer à démonter le carcan psychocorporel dans lequel vous êtes depuis toujours enfermé.

Qui êtes-vous ? Un Perfectionniste, un Mal-aimé, un Compétiteur, un Insatisfait, un Solitaire, un Persécuté, un Aventurier, un Contrôleur ou un Caméléon ? À vous de vous reconnaître...

• Le Perfectionniste

Stéphane est quelqu'un de méticuleux, ordonné, un peu maniaque, qui aime que les choses soient bien faites et à l'heure, sinon il se sent angoissé et très mal à l'aise. Enfant, il était sujet à l'eczéma et maintenant il fait, de temps à autre, des crises d'asthme, qu'il soigne à la Ventoline*, avec plus ou moins de succès. Il présente également des alternances de maux de tête et de douleurs rhumatismales et son eczéma peut revenir quand son asthme disparaît. De toute façon, pense-t-il, personne ne saura le soigner et surtout pas son médecin. Son remède homéopathique sera **Arsenicum album**.

• Le Mal-aimé

Mireille est sans cesse en quête de protection, d'affection – « Dis-moi que tu m'aimes, même si c'est pas vrai ». Une certaine immaturité la pousse à rester dans son cocon et la rend très vulnérable à tout choc émotionnel. Hyperémotive et d'humeur changeante, elle aura quelque difficulté à prendre son autonomie et tout abandon, familial ou professionnel, peut la plonger dans un état dépressif, dont elle aura beaucoup de mal à se remettre, sauf si elle trouve une épaule compréhensive qui la consolera rapidement. Sujette aux problèmes veineux (varices, extrémités des mains et des pieds froides et souvent violacées), elle peut facilement « attraper » un refroidissement qui se prolongera parfois en toux et début de bronchite. Son remède homéopathique sera **Pulsatilla**.

• Le Compétiteur

Dominé par son besoin impérieux de reconnaissance, Jean-Pierre est toujours à la recherche de la performance, aussi bien dans les affaires que dans la vie de tous les jours. Hyperactif, bourreau de travail, toujours entre deux rendez-vous ou deux femmes, il est continuellement nerveux et coléreux. Pour « tenir le coup », il a recours aux stimulants : café, cigarettes, alcool ou autres dopants... Mais à la moindre perte de pouvoir ou de responsabilité, la « machine s'enraye », dit-il, et c'est la dépression à coup sûr. Son penchant pour les repas bien arrosés et ses différentes addictions mettent son appareil digestif à rude épreuve : colites spasmodiques, gastrite, ballonnements douloureux, constipation et hémorroïdes sur un fond migraineux se succèdent. Son remède homéopathique sera **Nux vomica**.

• L'Insatisfait

Gaëlle est d'humeur changeante et contradictoire. Elle peut rire pour des choses tristes et pleurer pour des événements gais. Elle dit avoir constamment une « boule dans la gorge », avec des oppressions thoraciques qui l'obligent à des soupirs profonds ou à des bâillements à répétition. Elle se plaint également de migraines fréquentes, de sensations de creux à l'estomac, de palpitations ainsi que de douleurs à localisation tout aussi changeante que son humeur. Elle est anxieuse et taciturne, mais aussi très théâtrale dans certains de ses comportements. Toujours insatisfaite de la vie et de ses rapports aux autres, elle rêve d'absolu. Son remède homéopathique sera **Ignatia**.

• Le Solitaire

« Noir c'est noir, il n'y a plus d'espoir » pourrait être la chanson fétiche de Nadia. Triste et pessimiste, elle fuit la compagnie, inhibée qu'elle est dans l'expression de ses sentiments et de ses pulsions affectives. Cet ensemble donne une personnalité repliée sur elle-même, sombre et se refusant toute joie et tout plaisir. Rien ne l'intéresse ni ne l'amuse, et n'essayez pas de la consoler, vous ne pourriez que l'irriter. Chez elle « tout tombe », le moral mais aussi l'estomac, le foie, les intestins et les organes génitaux. Ce qui entraîne, bien sûr, des digestions difficiles avec ballonnements, des douleurs hépatiques et une constipation opiniâtre associée à d'importantes hémorroïdes. Elle se plaint d'une sensation de pesanteur au niveau rectal et vaginal et sa peau présente des lésions d'eczéma et même de psoriasis aux plis articulaires, très démangeantes et rebelles aux traitements classiques. Son remède homéopathique sera **Sepia**.

• Le Persécuté

François, sujet maigre et élancé, sans courage dès le matin, est très vite fatigué par l'effort physique ou intellectuel. Plutôt introverti, à cause de sa grande fragilité aux chocs émotionnels, il ressent fortement la peine des autres et craint toute forme de rejet. Il préfère ainsi se réfugier dans la lecture, la musique ou la rêverie. Son émotivité le rend facilement anxieux, triste et même dépressif, mais aussi susceptible, irritable et agressif par trop de tensions internes contenues. Déminéralisé, il « attrape facilement quelque chose » : quand il était enfant, c'étaient des rhino-pharyngites à répétition ; à présent ce sont des coryzas et des bronchites. Tout cela sur un terrain allergique avec rhume des foins, conjonctivites, asthme, urticaire et même eczéma sec ou herpès. Son remède homéopathique sera **Natrum muriaticum**.

• L'Aventurier

«Bon, ça suffit ! Je suis resté cinq minutes tranquille, sans rien faire du tout. Maintenant qu'est-ce qu'on fait ?» Tel est le leitmotiv de Jean-Marc, toujours prêt à «exploser la montre» pour que «ça avance plus vite». Pendant le travail, il ne pense qu'aux vacances, et dès qu'il est en vacances, il ne pense qu'au retour. Débordé par l'emploi du temps infernal qu'il s'impose, il est forcément mécontent, le soir venu, du non-respect de son programme, et dans son lit, son esprit, sans cesse en mouvement, est assiégé par les pensées du lendemain. Angoissé, impatient et agité, doutant des autres et de lui-même, son comportement est forcément épuisant pour son entourage. Vertiges en fermant les yeux, palpitations, inflammations pharyngées et laryngées, aérophagie, douleurs abdominales avec diarrhées d'anticipation, gastrite et ulcère gastroduodénal accompagnent ce rythme endiablé, jusqu'à l'épuisement. Son remède homéopathique sera **Argentum nitricum**.

• Le Contrôleur

Insupportable, exigeant, rancunier et très facilement en colère, Nicolas est le type même du sujet caractériel. Tout est perçu comme attaques personnelles et perfidies à son encontre. Quand il était enfant, ses parents devaient lui faire faire le tour du pâté de maisons, en poussette pour calmer ses pleurs. À présent, c'est un parcours en voiture qui calme ses nerfs. Petit chef, il obéit, non sans maugréer, aux ordres de son patron, dont il est le «roquet» et le surveillant peu apprécié du personnel. Hypersensible à la douleur, il souffre, surtout après un accès coléreux, de coliques spasmodiques accompagnées de diarrhées. Il a également des poussées hémorroïdaires, un abdomen distendu comme un tambour, des crampes d'estomac, mais aussi des palpitations et une sensation de poids sur la poitrine ainsi qu'une toux nerveuse d'irritation. Son remède homéopathique sera **Chamomilla**.

• Le Caméléon

Mou et indolent, Martin est triste et incapable de prendre la moindre décision. S'oubliant lui-même et refusant le conflit, il s'adapte, par faiblesse, à toutes les situations, même les plus difficiles. Sa peau reflète ce côté caméléon avec toute une gamme de dermatoses. Depuis l'engance, croûtes de lait du nourrisson, impétigo, verrues, eczéma sec puis suintant, psoriasis sur un terrain de cicatrisation difficile avec chéloïdes rythment ses différents états d'âme. Ne voulant peut-être pas «voir les choses», il souffre d'orgelets, de conjonctivites à répétition ou même de blépharites ou de kératites. Ne voulant peut-être pas «entendre», il a des eczémas rebelles et suintants du conduit auditif qui gênent son audition. Son remède homéopathique sera **Graphites**.

La prescription

Au remède homéopathique déterminé par le type de personnalité, j'adjoins systématiquement **Staphysagria**, qui ne fait pas partie des remèdes d'ego, mais qui permet de poursuivre, à chaque prise, le « démontage émotionnel » initié lors de la séance de psychothérapie corporelle. Il aide le remède de personnalité dans cette tâche d'élimination, au jour le jour, des émotions anciennes enfouies dans le corps et le psyché.

• Équilibrer la réaction inflammatoire

Comme nous l'avons vu, la DNV crée une réaction inflammatoire qui peut quitter, à force d'activation, son caractère thérapeutique pour devenir dangereuse pour l'organisme. Il convient donc de l'équilibrer pour la remettre dans son rôle d'autoguérison. Pour cela, on dispose d'un certain nombre de remèdes homéopathiques et phytothérapiques qui pourront, selon le degré d'évolution de la pathologie, agir avec succès, sans les effets secondaires désagréables et nocifs des anti-inflammatoires allopathiques (allergies, risques de gastrite et d'ulcère d'estomac par exemple).

En homéopathie, nous avons **Aconit, Belladonna, Apis, Ferrum phosphoricum, Capsicum,** pour n'en citer que quelques-uns. En phytothérapie, l'**Harpogophytum** et le **Ribes nigrum** seront les plus utilisés.

• Équilibrer par des apports nutritionnels

Oméga 3 : On pourra, à ce stade, compléter le traitement homéopathique par une prise d'oméga 3. En effet, plusieurs études récentes ont montré qu'un apport en acides gras oméga 3 (huile de poisson) améliore les états émotionnels dépressifs et la résistance au stress. Notre cerveau étant en grande partie constitué de graisses, leurs qualités nutritionnelles sont importantes pour son fonctionnement optimal. Le docteur Andrea Stoll, de l'université de Harvard, fut le premier à étudier ces propriétés psychiques. Dans son livre *Guérir,* le docteur David Servan-Scheiber insiste sur leurs effets antidépressifs et régulateurs de l'humeur.

Magnésium : Si nous regardons les troubles occasionnés par une carence en magnésium, nous retrouvons de nombreux signes cliniques de la DNV :

— Troubles psychosensoriels et psychiques : anxiété, nervosité, irritabilité, vertiges, manque de concentration, insomnies, fatigue matinale dès le lever, maux de tête et migraines...

— Troubles neuromusculaires : fourmillements, tremblements, crampes, contractures et douleurs musculaires, myoclonies ou contractions musculaires involontaires (tressautements des paupières par exemple)...

— Troubles cardiovasculaires : palpitations, extrasystoles, tachycardie, hypertension neurovégétative...

— Troubles digestifs : constipation ou diarrhée, crampes d'estomac, ballonnements et colopathies...

De cette liste non exhaustive, il ressort que le magnésium est un cofacteur enzymatique, c'est-à-dire un élément facilitant l'action de certains enzymes dans plus de trois cents réactions biochimiques de notre organisme. Il est au cœur de la production d'énergie de nos cellules, et participe, entre autres, à la transmission de l'influx nerveux, régule l'axe du stress, en diminuant la nervosité et l'irritabilité ainsi que l'anxiété et l'insomnie. Il a également un rôle d'antioxydant et de stimulant des défenses immunitaires ainsi qu'une action myorelaxante (de détente musculaire), ce qui nous intéresse en premier lieu dans le syndrome myofascial de la DNV.

Le signe de Chvotesk (contraction de la lèvre supérieure par la percussion de la joue à mi-chemin du lobe de l'oreille et de la commissure des lèvres), peut donner une idée de la carence en magnésium (et/ou en calcium), mais c'est surtout la disparition des symptômes neurovégétatifs évoqués plus haut qui est le meilleur indice de l'équilibre magnésien retrouvé.

On utilisera donc soit le magnésium en ampoules ou comprimés, soit le chlorure de magnésium naturel, ou nigari, sous forme de paillettes à dissoudre dans l'eau. Le seul désagrément, qui peut être un avantage chez le sujet constipé, sera parfois une diarrhée. Dans ce cas, il faut réduire la posologie jusqu'à l'obtention d'un transit normal.

Le travail personnel DREAM

Une fois que la prescription des différents remèdes homéopathiques et compléments alimentaires conseillés dans l'ordonnance DREAM a remis l'organisme sur la voie de l'autoguérison en rééquilibrant la DNV, il convient de garder ce nouvel état de santé et de l'amplifier afin de ne pas retourner sur la voie de la pathologie et des erreurs de comportement qui y ont mené. C'est pourquoi il est bon de poursuivre l'équilibrage émotionnel par un travail personnel sur le corps et l'esprit.

Équilibrer

• Équilibrer le corps

Déjà par les techniques de psychothérapie corporelle *chi nei tsang* et *tui na* utilisées lors de la consultation, le corps est remis sur la voie de l'autoguérison. Mais il est conseillé de pratiquer de plus par vous-même le qi gong, le taï chi chuan, le yoga ou encore des étirements musculaires ou stretching.

Issus des techniques corporelles citées ci-dessus, voici quelques exercices à faire fréquemment afin d'éviter ou d'éliminer des tensions musculaires et redonner ainsi un nouvel équilibre à votre corps.

La position de l'arc : debout, les pieds écartés de la largeur des hanches, les genoux semi-fléchis, penchez-vous en arrière, tout en appuyant vos deux poings fermés sur la région lombaire, en inspirant de façon continue. Cet exercice permet de détendre l'ensemble du dos et des tensions intérieures ainsi que de faciliter l'ancrage au sol, important dans la fluidité de la marche. Il convient de tenir la position une dizaine de secondes, de la relâcher cinq secondes tout en expirant, puis de la reprendre dix secondes, ainsi une quinzaine de fois. Ne vous étonnez pas si un tremblement intérieur apparaît, c'est bon signe : vous êtes en train de libérer des tensions intérieures et de débloquer le système neurovégétatif.

La posture du chat : partant d'une position assise sur les talons, les mains posées sur les genoux et le dos droit sans raideur, trouvez le calme intérieur, en vous attachant à l'instant présent. Puis, lorsque vous vous sentez prêt, mettez-vous à quatre pattes, bras et jambes parallèles et sans raideur. Expirez alors en arrondissant le dos, comme un chat qui s'étire, la tête entre les bras. Gardez cette position le temps de l'expiration. Puis creusez le dos le temps de l'inspiration et arrondissez-le à nouveau à l'expiration. Il convient de reproduire cet exercice une quinzaine de fois. Asseyez-vous ensuite sur vos talons, tout en étirant les bras loin devant vous, pour revenir à la position assise du début. Ressentez le nouveau calme intérieur et l'énergie vitale qui circule à présent.

Le regard en arrière : Afin de libérer les tensions très présentes au niveau du cou et des épaules, vous pouvez pratiquer cet exercice de santé chinois. Les talons joints, le corps détendu, tournez lentement la tête en arrière en regardant le plus loin possible vers le bas de votre dos. Puis, revenu à la position initiale, faites le même mouvement de l'autre côté et répétez cet enchaînement sept fois au rythme de votre respiration.

La vibration juste : Afin d'harmoniser votre système nerveux neurovégétatif et redonner une vibration juste à l'ensemble de vos organes, il convient d'accomplir tous les matins et tous les soirs l'exercice suivant. Levez les talons en laissant la pointe des pieds au contact du sol et laissez-vous retomber sur les talons sans ajouter de force supplémentaire. Faites cela dix fois et, à chaque impact, sentez le corps vibrer dans son ensemble.

La technique Alexander : À la fin du XIXe siècle Frederick Matthias Alexander, qui désirait devenir comédien, souffrait d'enrouement chaque fois qu'il se produisait en public. Après maints conseils médicaux et traitements, qui se révèlent autant d'échecs, il remarqua que lorsqu'il récitait un texte, il prenait une attitude étrange : il mettait sa tête en bas et en arrière, écrasait son larynx en raccourcissant son torse et de plus raidissait ses jambes et ses pieds. Chaque fois qu'il reproduisait cette position corporelle, son enrouement apparaissait. Il en conclut qu'un mauvais positionnement et un mauvais mouvement du corps dans l'espace conditionnaient malaises et maladies.

Après de nombreuses recherches il trouva, par des exercices qu'il mit au point, le moyen de corriger cette attitude nocive. Il s'aperçut alors que l'élimination d'un mode de comportement et d'une gestuelle erronés entraînait une autocorrection et une autoguérison corporelles. « Arrêtez le faux, disait Alexander, et le juste se fera de lui-même. » Tout cela confirme ce que nous avons vu plus haut : la relation étroite entre émotion et état corporel pouvant générer des tensions musculaires et une DNV – l'enrouement dans le cas d'Alexander –, la recherche d'un juste équilibre corporel induira un juste équilibre émotionnel, éliminera la DNV et remettra l'organisme sur la voie de la guérison.

La technique Alexander consiste, à l'aide d'un thérapeute, à rechercher, par des mouvements en douceur de la tête, du cou et des membres, les tensions musculaires qui nous habitent. Nous prendrons alors conscience de ces blocages et avec des exercices adaptés nous saurons les relâcher par nous-mêmes, pour ensuite repositionner notre corps dans une attitude adéquate.

Le principe de base de la technique Alexander se trouve dans le rééquilibrage du cou et de la tête : dans un premier temps, laissez le cou se détendre en dirigeant votre attention vers le sommet de votre crâne, en imaginant qu'un fil invisible le tire vers le haut ; ensuite, laissez la tête se dégager vers l'avant, puis vers le haut ; enfin, laissez votre dos s'allonger et s'élargir.

Ce simple repositionnement auquel, au début, il convient de revenir souvent afin de le mémoriser permet au corps de fonctionner de façon naturelle en étirant la colonne vertébrale, favorisant ainsi un mouvement harmonieux, sans effort musculaire particulier.

Le *do in* : Technique d'automassage issue de la médecine traditionnelle chinoise, le *do in* permet de dynamiser le corps en relançant l'énergie vitale, et de supprimer les tensions psychiques et corporelles, afin de rester maître dans la journée de ses émotions et par voie de conséquence de son comportement. Le *do in* est fréquemment utilisé au début d'une séance de qi gong pour réharmoniser le corps avant d'enchaîner les mouvements proprement dits.

Voici trois massages principaux pour, chaque matin, relancer notre énergie vitale tout en nous apaisant.

— Le massage circulaire de l'abdomen : Effectuez, après avoir frotté vos mains l'une contre l'autre, jusqu'à ce qu'elles soient bien chaudes, trente-six massages circulaires de l'abdomen en partant de la périphérie « creux de l'estomac » et pubis, pour finir à l'ombilic, en laissant votre main quelques instants à cet endroit.

— Le massage du visage : Continuez en massant la face par des mouvements des deux mains de haut en bas et horizontalement, jusqu'à ressentir une bonne chaleur et un apaisement.

— Le massage de l'oreille : Vous pouvez terminer le massage du visage par un massage simultané des oreilles, en partant du lobe pour faire le tour du pavillon et finir par le creux. En effet, il y a là une représentation de l'embryon inversé ainsi que de l'ensemble de nos organes.

L'acupressing : Il existe dix grands points d'acupuncture, régulateurs selon les concepts chinois de l'énergie vitale. Il est bon, deux fois par semaine, de les harmoniser par un massage circulaire, en maintenant dessus une légère pression, dix fois dans le sens des aiguilles d'une montre, en commençant par le sommet de la tête pour finir à la plante des pieds. Cette régulation se termine par le tapotement, mains refermées, de chaque côté de la région lombaire au niveau du point « Porte du destin » qui, pour la symbolique chinoise, contient tout notre potentiel d'épanouissement.

On harmonisera donc :

— Le point « Cent réunions » : Au sommet de la tête, il se situe à la croisée de la ligne centrale du crâne et de la ligne joignant les deux oreilles.

— Le point « Vision originelle » : Situé sur le sternum, entre les deux mamelons, il est, pour moi, le point des trois R : rancune, rancœur et ressentiment. Bref, de tout ce que l'on a « sur le cœur ».

— Le point « Mer de l'énergie » : Connu davantage sous le nom japonais de « hara », il joue un rôle important dans les arts martiaux et la méditation. Il est situé sur la ligne médiane du corps à un et demi-travers de doigt sous le nombril.

— Le point « Porte du destin » : En prenant comme repère le nombril, ce point est situé exactement à son opposé sur la ligne dorsale, entre la deuxième et troisième vertèbre dorsale.

— Le point « Barrière interne » : Il est situé sur la face antérieure de l'avant-bras, entre le radius et le cubitus, à deux travers de doigt au-dessus de l'articulation du poignet.

— Le point « Barrière externe » : Situé sur la face externe de l'avant-bras, symétrique du précédent, il se trouve également à deux travers de doigt au-dessus de l'articulation du poignet.

— Le point « Vallées réunies » : Lorsque le pouce et l'index de la main sont serrés, il se forme entre eux une protubérance musculaire. Le point est situé au sommet de cette protubérance.

— Le point des « Trois lieues » : En fléchissant le genou se dégage la pointe inférieure de la rotule. Le point est situé à trois travers de doigt en dessous de cette pointe et un travers de doigt vers l'extérieur.

— Le point « Vaisseau étendu » : Il se situe au niveau du pied, à un demi-travers de doigt sous la malléole externe (protubérance du péroné).

— Le point « Source jaillissante » : On le trouve à la jonction du tiers antérieur et du tiers moyen de la plante du pied, sous le muscle du gros orteil.

• Équilibrer la diététique

Une diététique simple et bien pensée est, à l'évidence, gage de bonne santé. Hippocrate ne le disait-il pas il y a quelques siècles : « Que la nourriture soit ton remède. » Deux candidats se disputent la palme de la diététique vitalité-santé, loin des aberrations des fast-food, des plats préparés industriellement et autres étrangetés vendues en supermarchés.

Le régime crétois : Les Crétois présentant un taux de mortalité parmi les plus bas au monde, l'étude de leur mode de vie montre que leur alimentation joue un rôle incontestable dans la prévention des maladies cardiovasculaires, de certains cancers ainsi que dans le maintien de facultés mentales de qualité jusqu'à un âge avancé.

Ce régime comprend essentiellement les éléments suivants :

— Une consommation d'huile d'olive, riche en acides gras monoinsaturés, excellente pour la protection des artères.

— Une consommation importante de légumes, de fruits et de légumineuses.

— Une faible consommation de produits d'origine animale et de vin de bonne qualité.

— Un apport calorique quotidien raisonnable de l'ordre de mille huit cents à deux mille cinq cents calories selon l'activité physique.

Le régime Okinawa : Comme les Crétois, les habitants de cette île japonaise ont la particularité d'avoir une espérance de vie en bonne santé la plus élevée au monde et comptent quatre fois plus de centenaires qu'en France. Cela tient bien sûr à leur mode de vie et à leur alimentation variée, riche en micronutriments antioxydants et peu calorique.

Leur régime est composé de légumes, de fruits, de céréales, de légumineuses, de nombreux produits à base de soja, le tout accompagné d'épices, d'herbes aromatiques et d'algues. Leur mode de cuisson a aussi de l'importance : il est bref et à température peu élevée, dans un wok essentiellement. Ils consomment peu de viandes, ou alors maigres et dégraissées, peu de produits laitiers, d'alcool, de sel et de sucre.

L'importance des protéines : Ces diététiques crétoise et japonaise d'Okinawa, très proches, sont tout simplement de bon sens et nous devons en adopter les grands principes sans négliger toutefois l'apport protéique. En effet, suite aux nombreux régimes déséquilibrés effectués par tout un chacun et l'âge avançant, nous subissons bien souvent une fonte musculaire plus ou moins importante. On a vu l'importance du système myofascial (je rappelle que *myos* signifie « muscles ») dans l'équilibre de santé et l'équilibre corporel. Il convient donc d'assurer un bon apport protéique soit sous forme de viande blanche de préférence (volaille, lapin), de légumineuses ou même de sachets de protéines de qualité dans les cas de dénutrition ou chez la personne âgée dont la perte protéique est pratiquement constante.

• Équilibrer l'esprit

Pour toutes les traditions, l'esprit c'est la connaissance. C'est donc sur lui que nous allons nous appuyer pour augmenter notre compréhension personnelle et accéder dans un deuxième temps à l'évolution spirituelle.

La méditation classique : Comme je le dis à mes patients, il n'est pas besoin de passer des heures à méditer : quelques minutes, cinq à dix, suffisent par jour. Vous pourrez, avec l'entraînement, passer à quinze ou vingt minutes, mais ne forcez jamais, il faut que cela se fasse dans la facilité et non dans la recherche de la performance. Le meilleur moment c'est dans votre lit, juste avant l'endormissement (que la méditation facilitera), dans cet entre-deux situé entre l'éveil et le sommeil, que la pensée ayurvédique appelle le *turiya*, ou au réveil, le matin, toujours dans cette même phase privilégiée. Si vous désirez aller plus loin dans cette pratique, vous pouvez aménager dans un coin de votre habitation un espace dédié à cet effet, avec décoration apaisante, pénombre et musique douce.

En vous concentrant sur votre rythme respiratoire, qui comme nous l'avons vu est important pour l'équilibre de santé, vous allez pouvoir entrer en méditation. C'est le premier stade. En effet, il convient de se concentrer sur un élément simple et rythmique, et pour cela la respiration est idéale. Vous laisserez alors, toujours en vous concentrant sur la respiration, venir vos pensées et émotions, qui se succéderont et que vous laisserez passer comme les nuages dans le ciel. Souvenez-vous de ces rêveries que l'on vous reprochait quand vous étiez petit. Eh bien, maintenant, retrouvez cette rêvasserie qui est, vous l'avez compris, nécessaire à l'équilibre de votre esprit. Parents, n'interrompez pas trop, dans la mesure du possible, ce moment précieux chez vos enfants.

Laissez venir la respiration naturelle et concentrez-vous sur elle, elle doit être votre seul objet d'attention, pendant que l'esprit vagabonde sans but ni attente particulière. Si vous réussissez à maintenir cette concentration quelques instants, vous serez surpris de sentir apparaître spontanément, une sorte d'état de grâce, un calme intérieur, un état de paix bienfaisant, qui va se propager dans tout le corps. C'est le deuxième stade de la méditation, celui de la tranquillité. Maintenant les rythmes, respiratoire et cardiaque, s'apaisent, le métabolisme se rééquilibre, ainsi que tout le système PNEIB et sa « compagne », la DNV.

Avec un peu d'expérience et de pratique, vous pourrez accéder au troisième stade de la méditation, celui de la pénétration dans l'esprit. Vous vous glissez, comme dit la tradition, grâce au ralentissement des idées, dans le court espace qui existe naturellement entre elles. Habituellement, vous n'avez pas la notion de cet interstice, car la pensée défile trop vite. Mais là vous y parvenez. Vous êtes dans un champ de lumière, dans le champ de votre esprit, dans le champ de pure potentialité, là où tout est possible. À vous d'explorer cet endroit, hors du temps et de l'espace, où réside sûrement la réponse à beaucoup de vos questions et notamment : « Qui suis-je ? et quelles sont mes potentialités ? »

Le sourire intérieur : Si, dans un premier temps, vous avez quelques difficultés à entrer dans la méditation évoquée ci-dessus, vous pouvez avoir recours à une technique taoïste très ancienne : le sourire intérieur.

Installez-vous confortablement, allongé ou assis, et effectuez une série de respirations profondes afin d'obtenir le calme intérieur. Fermez les yeux et souriez à travers eux. Concentrez-vous bien sur vos yeux et sentez qu'ils émettent un sourire profond et radieux. Ce sourire intérieur aura un rôle apaisant sur l'ensemble de votre corps.

En effet, pour la vitalothérapie qui s'intéresse aux fascias dans leur action sur la pathologie et la bonne santé à travers la DNV, ce travail oculaire est de la plus grande importance car les yeux sont en relation directe avec les chaînes de fascias qui se terminent toutes à leur niveau. Donc tout travail de détente qui prend comme base le système oculaire est certain d'agir sur les organes internes à travers le système neurovégétatif et sur le reste du corps à travers le système myofascial. Et par les relais de la grande connexion, ce travail agira aussi sur le système PNEIB dans son ensemble. Qui a déjà ressenti l'énergie positive et le bien-être d'un sourire qui lui était destiné comprendra toute l'importance de ce regard.

Si au début vous avez du mal à émettre ce sourire radieux, pensez à un être aimé qui vous sourit, faites vôtre ce sourire et adressez-lui le même en retour. Puis laissez descendre en cascade, comme une douche bienfaisante, ce sourire intérieur au niveau de tous vos organes internes et ressentez cet apaisement et cette énergie positive qui coulent à l'intérieur de vous.

Vous pouvez réaliser cette méditation le soir pour faciliter l'endormissement ou le matin pour démarrer la journée d'un bon pied.

Allons plus loin... Dans son livre *Guérir*, David Servan-Schreiber parle lui aussi de l'importance du travail sur l'œil comme traitement des traumatismes émotionnels. Il décrit l'EMDR (*eye movement desensibilization and reprocessing*, « désensibilisation et retraitement par les mouvements oculaires »), technique de mouvements oculaires mise au point par Francine Shapiro en 1987, qui consiste pour le patient à suivre du regard les mouvements des doigts du thérapeute tout en ayant à l'esprit l'image de l'événement traumatisant, la pensée négative qu'il a engendrée et ce que cet ensemble traumatisant a induit comme symptômes corporels. Après un certain nombre de mouvements, il sera demandé au patient son ressenti et les balayages de la main se poursuivront jusqu'à ce que l'événement traumatisant et son impact physique et émotionnel aient disparu.

À noter que la médecine taoïste ancienne était très consciente de la puissance thérapeutique du regard intérieur. Elle préconisait, en plus du sourire intérieur, d'un autre travail oculaire en méditation consistant à faire tourner le regard, les yeux fermés, d'un quart de cercle dans le sens horaire, puis dans le sens anti-horaire afin de favoriser la circulation de notre énergie vitale (le *qi*), base de l'autoguérison.

J'ai adopté cette méditation lors de mes séminaires et l'ai perfectionnée sous le nom de «**technique des cinq regards**». Je fais suivre au patient, les yeux ouverts, mon doigt, selon le cycle des cinq éléments et des cinq émotions «négatives» qui y sont rattachées, avec l'élément Terre au centre. Le patient regarde dans un premier temps droit devant lui afin de contacter ses anxiétés, puis son regard se porte vers la droite et contacte ses colères, au-dessus pour contacter ses énervements, à gauche pour les tristesses, enfin vers le bas pour ses peurs. Bien sûr, dans chacune de ces émotions, c'est le ressenti corporel qui est privilégié car, je le rappelle, sans corps, il n'y a pas d'émotions. Dans un deuxième temps, le patient refera le même parcours, toujours selon ma directive, mais cette fois en contactant ses émotions positives. En lieu et place de l'anxiété, la quiétude, de la colère, la patience, de l'énervement, le calme, de la tristesse, la joie et de la peur, le courage, toujours à travers le ressenti corporel. Cela de façon à effacer les chocs émotionnels de différente nature qu'il a pu subir au cours de son existence, et à les remplacer par des idées et pensées positives.

L'orbite microcosmique : Une autre méditation, l'orbite microcosmique, sera très importante pour la régulation du système neurovégétatif et de la DNV.

La médecine taoïste ancienne considère qu'à l'avant et à l'arrière de notre corps, existent des zones énergétiques qui jouent un rôle majeur dans la circulation de nos énergies vitales et par voie de conséquence dans l'autoguérison. Ces centres énergétiques sont au nombre de sept. Chose curieuse, nous les connaissons déjà, car ils correspondent aux sept chakras de la médecine ayurvédique que nous avons étudiés plus haut. Rappelons que ces différentes zones énergétiques ne sont autres que les plexus du système neurovégétatif ce qui permet d'agir sur la DNV. Les Chinois anciens préconisent donc soit d'apporter le Sourire intérieur à ces différentes zones corporelles, soit de méditer sur chacune d'elles, jusqu'à ressentir une énergie tourbillonnante de bien-être à leur niveau, qui se diffusera ensuite à l'ensemble du corps.

Le rêve éveillé : Au cours de mes séminaires d'évolution personnelle, j'utilise plus volontiers le rêve éveillé. Après une courte phase de relaxation, je raconte une histoire qui contient de nombreux symboles, l'air, le vent, la terre, le ciel, l'eau, mais aussi, comme précédemment, les champs de lumière et de pure potentialité. J'invite aussi à aller à la rencontre de l'artiste intérieur ou de l'enfant intérieur et utilise également la symbolique du tarot, du *Yi King* (livre de philosophie chinoise) ou des runes (philosophie ancienne des pays scandinaves). Cette ouverture d'esprit donne dans la vie de tous les jours des prises de conscience successives de nos comportements erronés et idées reçues, ce qui, par voie de conséquence, entraîne recul et relativisation des choses (le lâcher-prise), but de l'évolution personnelle.

Apprendre

• Apprendre à se transformer

Il faut travailler d'emblée sur nos comportements et pensées, même si la ou les causes de nos problèmes ou maladies ne sont pas encore clairement identifiées ; cela permet déjà de nous extraire de nos attitudes et schémas psychologiques anciens qui nous ont rendus malades.

Le fait que la vitalothérapie soit une médecine personnalisée et qu'elle débloque les processus d'autoguérison va déclencher en nous une modification de nos habitudes et comportements, ainsi que de notre façon de penser. C'est une richesse surprenante de cette nouvelle thérapeutique.

Encore une fois, nous avons un corps intelligent et même très intelligent, alors écoutons-le. Car, une fois nettoyé par le drainage puis régénéré et rééquilibré, celui-ci, se trouvant fort bien dans sa santé améliorée ou retrouvée, ne supportera plus nos conduites antérieures. Il ne supportera plus ou très mal les médicaments allopathiques, ni les aliments qui ne nourrissent pas et que l'organisme met plus d'énergie à éliminer qu'il n'en tire profit : fast-food, plats et préparations industrielles, fruits et légumes gorgés de nombreux pesticides. Nous allons aussi découvrir peu à peu des idées et des pensées qui sont davantage en adéquation avec des aspirations profondes longtemps étouffées. C'est le début d'un travail sur soi.

Le fer de lance de cette transformation c'est, bien sûr, l'homéopathie émotionnelle qui, en débloquant notre carcan psychocorporel et émotionnel, nous permet d'aller à la rencontre de notre vrai Moi et de nous éloigner ainsi de la maladie organique.

Confirmant ce que les traditions anciennes ont dit, les derniers acquis des neurosciences démontrent que la transformation de l'être humain est sans cesse possible. En effet, du fait de sa neuroplasticité, le cerveau d'un adulte peut, contrairement à ce que l'on pensait jusque-là, se modeler et évoluer jusqu'à la fin de ses jours, ce qui signifie que notre cerveau ne décline pas avec le temps si nous savons donner un sens à notre vie et exercer nos « talents ». Il convient donc, en complément du développement personnel, engendré par la première phase du traitement, d'apprendre quelques techniques capables d'amplifier et de faire perdurer cette transformation intérieure afin d'exercer nos potentialités.

Certes on pourrait, pour retrouver la bonne santé, s'attaquer aux comportements autodestructeurs des patients (suralimentation, malbouffe, tabac, abus d'alcool, dépendance médicamenteuse, manque d'exercice physique, etc.), mais l'expérience prouve que c'est souvent un vœu pieux de vouloir changer les mauvaises habitudes de tout un chacun. La transformation doit venir de l'intérieur par un processus s'appuyant non pas sur les critères négatifs de l'individu et sur des interdits, mais sur les aspects positifs de sa personnalité, but de la psychologie positive, ainsi que sur les possibilités de développement de l'esprit, objectif de la psychothérapie évolutive.

• La psychologie positive

Jusqu'à nos jours la psychologie s'est surtout intéressée aux aspects négatifs de la psyché de l'homme. Là aussi, comme en médecine somatique universitaire, l'être humain est en quelque sorte découpé en rondelles. Non seulement le corps est séparé de l'esprit, mais seule est prise en compte, en thérapie, la partie sombre du psychisme du patient : ses maladies mentales, ses erreurs, ses imperfections, le fait que « c'est la faute à papa, à maman ou aux deux, bien sûr », et on invoquera des troubles du stade oral ou anal, notions chères à Freud (thérapeute lui-même très perturbé pour ne pas dire plus). J'ai vu trop de patients qui, pendant des années et plusieurs fois par semaine, avaient pataugé dans le « marigot » freudien des pensées négatives et gardaient les mêmes problèmes psychiques et physiques. Comme disait un comique célèbre : « Je sais maintenant pourquoi je fais pipi au lit, mais je fais toujours pipi au lit. » On occulte ainsi une autre partie de la psyché humaine : l'aspect positif de la personnalité, avec ses potentialités, ses aspirations véritables, ses vertus personnelles. C'est justement le cœur de la psychologie positive.

Les premiers à introduire cette pensée sont les psychologues humanistes Carl Rogers et Abraham Maslow dans les années 1960. Le premier élabore le concept de « fonctionnement optimal de la personne », le second s'intéresse aux potentialités de ses patients et pas seulement à leurs difficultés comportementales. De nos jours, de nombreuses recherches scientifiques explorent cet aspect de l'homme sous l'impulsion de Martin Seligman, Barbara Fredrikson, Sonja Lyubomirsky, Daniel Gilbert ou Mihaly Csikszentmihalyi.

Ces auteurs proposent de mettre en avant les traits de personnalité positifs : la curiosité, l'ouverture d'esprit, l'originalité, la créativité, la tolérance, le pardon, la modestie, la discrétion, la gratitude, l'optimisme, l'enthousiasme, l'humour par exemple. Ces attitudes permettant l'épanouissement de l'être, elles favorisent aussi, j'en suis convaincu, la bonne santé.

L'homéopathie émotionnelle, je le rappelle, permet d'obtenir ces états positifs en libérant le patient de son carcan psychocorporel et ainsi de l'enfermement de son ego. Il accède alors à sa personnalité positive, empreinte de toutes les qualités présentes, contrairement à ce que l'on voudrait nous faire croire, en chaque homme.

Pour développer ces potentialités, la psychologie positive propose de faire travailler l'esprit avec les deux attitudes complémentaires suivantes :

Le flux : Il est bon, parfois, de savoir arrêter la course de la vie pour avoir des moments à soi, réfléchir, et peut-être même s'ennuyer un peu. C'est la vacuité, chère à la pensée taoïste, qui permet le retour sur soi et l'introspection, source d'équilibre spirituel, de questionnement et éventuellement de recentrage de nos pensées et comportements. En dehors de ces mi-temps, comparables à celles du sport, il convient d'alimenter notre cerveau par des informations pertinentes tendues vers des buts clairement identifiés, sinon notre psyché a tendance à ressasser nos problèmes et soucis.

Cette attitude est valable après tout problème important, car ainsi on évite l'entretien des pensées négatives, source de stress destructeur.

À partir du moment où le cerveau est alimenté par des buts et des motivations qui nous concernent particulièrement, nous pouvons alors atteindre le flux (*flow* en anglais) ou expérience optimale. C'est une notion mise en avant par Mihaly Csikszentmihalyi[1], psychologue d'origine hongroise, qui correspond à ces instants où l'on se sent particulièrement vivant et très présent dans l'action que l'on est en train d'accomplir. Nous obtenons facilement cet état, bien sûr, dans nos hobbies : sport, jardinage, peinture par exemple, mais aussi dans tous les actes de vie qui demandent une concentration. Nous nous fondons ainsi littéralement dans l'action, nous oublions le temps qui passe, seul le plaisir d'effectuer la tâche prédomine, mettant ainsi de côté le ressassement anxiogène et les soucis stériles qui nous habitent habituellement.

La pleine conscience : On atteint la pleine conscience, comme nous venons de le voir, en étant pris dans une action qui nous transcende psychiquement, mais aussi par une méditation inventée par le professeur Jon Kabat-Zinn. Celle-ci consiste à se concentrer, cette fois, non pas sur l'action mais sur tout ce qui se passe dans l'instant présent afin d'être tout simplement ici et maintenant dans l'ouverture et la sérénité.

1. Csikszentmihalyi M., *Vivre. La psychologie du bonheur*, Paris, Robert Laffont, coll. « Réponses », 2004, p. 54-78.

• La psychothérapie évolutive
ou la science de l'essentiel

Il convient aussi de développer, chez l'homme, parallèlement à ses potentialités positives, ses possibilités souvent enfouies de développement spirituel, non pas dans la dévotion à une quelconque divinité mais en faisant évoluer son esprit vers la compréhension de ce que j'appelle la « philosophie universelle » ou « connaissance primordiale ».

En effet, pourquoi ne pas introduire la philosophie en médecine, pour apprendre et mettre en application ce savoir ancestral méconnu. C'est une connaissance millénaire qui nous vient du fond des âges, et qui contient toute la sagesse universelle nécessaire à l'homme sur terre, pour vivre en harmonie avec lui-même et les autres et rester ainsi en bonne santé malgré les vicissitudes du monde moderne en involution spirituelle continue.

La plus grande des joies est la réalisation de soi que j'aborde dans le cadre de la **psychothérapie évolutive**. En étudiant les civilisations anciennes, je me suis aperçu que, sous des formes diverses, c'étaient pratiquement toujours les mêmes lois ou principes qui revenaient dans les textes et les symboles. J'ai nommé cette philosophie universelle l'« Essentialisme », car elle résume ce qui est essentiel à notre vie d'êtres humains.

Le but de cet enseignement est donc de permettre, par la connaissance de ces lois universelles, d'obtenir une sorte de permis de conduire pour bien mener sa vie. Nous pourrons ainsi lâcher prise sur nos comportements anciens, qui nous ont menés au malaise existentiel, à la déprime, à l'angoisse, à la DNV et, éventuellement, à la maladie d'organe. C'est une démarche thérapeutique complémentaire de celle de la psychologie positive. Elle vise aussi le développement des potentialités de l'homme, mais avec en plus un apport au quotidien de certains principes de vie, afin d'arriver au recul et à la relativisation des choses.

À ce stade de la thérapeutique, la psychothérapie évolutive, partie intégrante de la vitalothérapie, nous intéresse au premier chef, avec ses sept préceptes fondamentaux.

— La connaissance, la tolérance et la persévérance donnent l'abondance en retour.

Ce premier précepte comprend les trois piliers initiaux de l'évolution personnelle.

La connaissance au sens large, c'est-à-dire le fait de savoir le maximum de choses dans les domaines les plus variés, nous éloigne, bien sûr, de l'obscurantisme, mais nous permet également de développer notre esprit critique et notre libre-arbitre, loin de la pensée unique. De plus, la connaissance des principes que nous sommes en train d'étudier augmente notre compréhension de la vie, loin des comportements dangereux qui mènent à la maladie.

La tolérance, qui est le respect de la liberté d'autrui dans sa manière de penser et d'agir, évite le jugement, la critique, ainsi que les sentiments destructeurs suivants : rancune, rancœur, ressentiment. Ces derniers ne font de mal qu'à celui qui en est porteur et non pas à leur destinataire, qui les ignore le plus souvent.

La persévérance est la constance dans l'action qui permet, en restant ferme et résolu en toute chose, de recueillir les fruits de ses décisions. La persévérance, contrairement à l'entêtement, garde une souplesse dans le raisonnement et permet des changements de stratégies si les événements l'indiquent.

En respectant donc ces trois piliers, nous atteindrons l'abondance, c'est-à-dire une réussite au-delà de nos espérances, dans les choix que nous aurons faits.

— L'accomplissement des petites choses de la vie prépare la réussite des grandes choses.

Dans de nombreuses situations de vie, il peut être utile d'adopter la pensée du *kaisen,* philosophie japonaise qui prône de «poser un pied après l'autre». Par exemple, entreprendre de petites actions, que nous pouvons exécuter facilement, face à des problèmes même importants, comme le souligne le *Tao Te King,* livre ancien chinois : «*Affronter la difficulté lorsqu'elle est encore facile. Accomplir de grandes œuvres par une série de petits actes*», mais aussi repérer les petits riens qui peuvent se révéler importants dans la construction d'un projet et qu'habituellement nous négligeons, ou encore accorder de petites récompenses à soi-même ou aux autres en signe d'encouragement.

Prenons l'exemple de notre santé – mais cela est bien sûr valable dans la vie scolaire, professionnelle et familiale. Il est facile de ne pas tomber malade, il suffit de rester en bonne santé, c'est-à-dire de travailler sur les petits riens qui font, justement, la bonne santé :

quelques mouvements de gymnastique et d'étirement chaque jour (quinze minutes suffisent) ; un jogging ou une marche au creux d'un dimanche ; des instants de méditation à un moment de la journée, à l'endormissement ou au réveil ; un temps de repos après un effort nécessaire ou impromptu ; une alimentation aussi bio et raisonnable que possible ; la prise de vitamines et minéraux à l'abord de l'automne et de l'hiver, etc.

Il suffit de prendre conscience du bienfait de ces petites pratiques pour ne plus pouvoir s'en passer et comprendre qu'on perd beaucoup plus de temps et d'argent en étant malade qu'en étant en bonne santé.

« Les petits ruisseaux font les grandes rivières », les petits riens germinatifs (les Chinois anciens les appellent les *ji*) donnent de grandes choses, comme le gland donne un grand chêne majestueux : telle est la réussite des petites choses.

— L'excellence dans chacun de nos gestes et actes apporte une énergie sans cesse renouvelée.

La fluidité de nos gestes physiques acquise grâce aux soins apportés à notre corps et l'accomplissement de nos actes justes et vrais, en accord avec nos aspirations profondes, non seulement nous coûtent peu d'énergie, mais nous apportent aussi des énergies nouvelles, loin de la fatigue et des découragements antérieurs. Comme si l'organisme gardait en réserve, pour le jour où nous sommes en harmonie avec nous-mêmes, une énergie secrète, stockée on ne sait où, et qui nous est donnée à présent.

Mais l'excellence, c'est aussi accomplir chacun de nos gestes et chacune de nos actions pour le mieux à chaque instant et les améliorer sans cesse. C'est faire le lendemain toujours mieux que la veille.

— Chaque jour doit être l'opportunité d'apprendre quelque chose de nouveau.

Nous devons nous attacher à apprendre ne serait-ce qu'une chose nouvelle chaque jour. Comme le dit le précepte n° 1 la connaissance augmente notre qualité humaine, et comme le dit le précepte n° 2 les petits riens font les grandes choses, l'acquisition de données nouvelles doit se faire régulièrement. Elles nous enrichiront au quotidien, pour notre plus grand bien.

Apprenez, par exemple, ne serait-ce qu'un seul mot par jour d'une langue étrangère et vous serez étonné, au bout de quelque temps, de la richesse de votre vocabulaire qui vous poussera à en apprendre encore plus : l'appétit de connaissances vient en apprenant régulièrement.

De plus, vous vous apercevrez de votre capacité à assimiler de nouvelles idées ou de nouveaux faits. C'est comme si votre esprit, nourri sans cesse, avait le pouvoir de se développer infiniment. Et plus votre esprit sera riche, plus votre corps sera alimenté de pensées de qualité, gage de bonne santé.

— Le corps et l'esprit doivent se nourrir continuellement de l'humus des choses vraies.

Vous l'avez compris, le soin attaché à notre nourriture physique et intellectuelle conditionne la bonne santé de notre corps et de notre esprit. C'est pourquoi, pour avoir des idées saines dans un corps sain, il convient d'apporter un engrais, un humus sur lequel pousseront nos bonnes graines, qui font ce que nous sommes ici et maintenant.

Lire les auteurs classiques ou contemporains de qualité, écouter de la grande musique, du jazz et des chansons d'interprètes reconnus, visiter des musées, des expositions, des monuments et des lieux chargés d'histoire, le tout en se nourrissant de denrées de qualité, donnera un ferment qui vous aidera ensuite à faire pousser en vous des idées de qualité. Vous mettez sans doute de l'engrais dans vos pots de fleurs ou votre jardin dans l'espoir de récolter de belles fleurs ou de beaux légumes, eh bien faites de même avec votre esprit !

— L'attente studieuse et patiente reconstitue les forces du corps et de l'esprit, alors nous sommes prêts quand le destin frappe à la porte.

Au lieu de nous impatienter, de nous énerver, de maugréer et d'en vouloir à la terre entière quand nous rencontrons des périodes d'inactivité, plus ou moins consenties, sachons, au contraire, tirer parti de ces moments. Apprenons à vivre l'instant présent, et profitons-en pour nous ressourcer en nous adonnant à des activités qui nous font plaisir et que nous avons peut-être négligées par le passé. Sachons nous accorder également des temps de repos pour reconstituer nos forces pour le futur. Il convient enfin de mettre à profit ces creux de l'existence pour étudier de nouvelles données, se recycler en quelque sorte, pour les enjeux futurs qui ne manqueront pas de se présenter si nous adoptons ces attitudes positives.

— Se mettre en marche avec humilité et ouverture entraîne la « poussée vers le haut ».

Tout est en place, maintenant, pour vous remettre en marche dans le courant de la vie. Vous avez assimilé et tiré profit des six préceptes précédents. Votre évolution personnelle, et donc votre nouvelle vision du monde, va de pair avec l'évolution de votre esprit. Votre transformation intérieure s'est accomplie. Vous avez quitté votre ego destructeur. Votre humilité et votre ouverture d'esprit ont pris maintenant le devant de la scène et non la peur et l'agressivité. Votre nouveau système de pensée vous permet de voir d'un autre œil, non anxiogène, le monde qui vous entoure et tous ses événements sans cesse changeants.

Cette nouvelle conscience donne confiance en la vie et vous garantit l'abondance dans votre santé retrouvée, dans vos entreprises actuelles et futures.

• Magnifier

Vous avez maintenant libéré votre corps et votre esprit des lourdeurs anciennes. Vous vous sentez plus léger. Vous n'avez plus peur de la vie, car vous avez pris le recul nécessaire et relativisé beaucoup de choses et d'événements. Vous savez que chaque jour est le premier jour de votre existence et que vous pouvez décider à chaque instant des changements que vous souhaitez. Vous savez que le mur contre lequel vous butiez sans cesse, c'est vous qui l'aviez construit. Vous savez que le précipice au bord duquel vous étiez, c'est vous qui l'aviez creusé. Vous n'êtes plus dans la survie, vous êtes dans la vie.

À présent, pour continuer à évoluer et vous tenir ainsi loin des comportements qui vous ont mené à la maladie, il convient de magnifier (du latin *magnus*, « grand »), de faire grandir et prospérer tout ce que vous avez appris et compris sur vous et sur la vie.

• Créer

Vous allez maintenant rencontrer ce que j'appelle votre « artiste intérieur ». Pour continuer à magnifier votre vie, vous allez vous mettre, selon vos aspirations, à la création artistique et peut-être ainsi découvrir des qualités que vous aviez ignorées ou occultées jusque-là.

Peut-être avez-vous laissé en jachère depuis longtemps un talent artistique caché, retrouvez-le. Que ce soit le dessin ou la peinture, la sculpture, le modelage, l'écriture de romans, de poèmes ou de chansons, le théâtre, la musique, mais aussi donner des cours ou des conférences sur des sujets que vous aimez, ou tout simplement la couture, la broderie, la décoration, la construction de maquettes miniatures ou de meubles, la composition florale, l'élaboration de jardins de plantes et de fleurs par exemple ; laissez-vous guider par votre inspiration. Cherchez, ouvrez-vous, acceptez et vous trouverez.

Vivre est un art et cet artiste intérieur que vous rencontrez maintenant est le garant de la poursuite de votre chemin d'évolution, car il vous accompagnera dans chacun de vos actes et de vos gestes en stimulant votre créativité.

• Développer son intuition

Maintenant que vous avez compris, à travers les ressentis de votre corps, comment fonctionne votre psyché, et que vous savez que la DNV est le marqueur émotionnel qui permet de décoder correctement l'environnement, vous allez pouvoir vous en servir pour développer votre intuition et vous faire confiance face aux choix de la vie.

L'intuition, du latin *intueri,* « regarder », définie comme la « perception immédiate de la vérité, sans l'aide du raisonnement » par le *Larousse*, est le mode de fonctionnement le plus ancien de la psyché humaine et son système de connaissance le plus archaïque. Elle fait partie du savoir inné de l'homme, loin des raisonnements de la pensée unique et du carcan psychosocial. C'est une intelligence intuitive qui, nous allons le voir, s'appuie sur l'intelligence du corps.

Nous pouvons dire qu'il existe deux sortes d'intuition :

— La connaissance, l'information ou la solution qui jaillit soudainement de notre esprit sans que nous sachions comment et surtout sans passer par un raisonnement quelconque.

— L'intuition qui passe par le ressenti du corps c'est-à-dire par la DNV intuitive. En effet, si nous sommes avec des personnes ou dans une situation qui ne nous conviennent pas, notre corps va manifester un malaise par une sensation de froid intérieur, des palpitations cardiaques, une gorge serrée, des maux de ventre, des tensions musculaires entre autres ; autant de signes de DNV qui nous disent à travers notre inconscient : « Là n'est pas ta place. » Par contre, si nous ressentons une chaleur intérieure surtout au niveau du ventre et du cœur avec une détente corporelle et un état de bien-être, c'est que nous sommes là où nous devons être, avec la ou les bonnes personnes.

Nous sommes passés, grâce à la vitalothérapie et à la psychothérapie évolutive, de la DNV comme maladie à la DNV comme source d'intuition. En effet, Dame Nature par souci d'économie utilise souvent les mêmes mécanismes pour tomber malade ou pour guérir ; la différence est donnée par le degré d'évolution de l'homme. À vous de choisir votre camp.

• Transmettre

Vient maintenant la dernière étape de notre processus de guérison : transmettre.

De fait, pour être complets dans notre chemin de vie, il convient de transmettre à autrui les compréhensions et le savoir que nous avons accumulés au cours du temps. Comme dit la tradition, chaque fois que le porteur d'une connaissance disparaît, c'est une bibliothèque entière qui brûle. Évitons que notre bibliothèque d'Alexandrie intérieure ne disparaisse en fumée.

Il s'agit donc de transmettre non pas par prosélytisme, mais essentiellement par l'exemple de nos comportements et attitudes face à la vie. Autrement dit, **devenez ce que vous souhaitez que les autres soient**. Au quotidien cela se traduit par le fait d'attendre les questions, après avoir lancé, au cours d'une conversation, quelques idées nouvelles. De ne pas se formaliser s'il y a incompréhension ou rejet. De laisser mûrir car les esprits ne sont pas toujours prêts. Ne désespérez jamais, il restera toujours une trace, même infime, de votre pensée et elle germera un jour dans l'esprit de quelqu'un. Et surtout n'attendez ni récompense ni reconnaissance directe pour la transmission de ce savoir, la nature saura de toute façon vous récompenser par des voies et des synchronicités parfois très éloignées de votre environnement habituel.

Conclusion

Le corps humain est donc une grande trame psycho-neuro-endocrino-immuno-bioénergétique, ou système PNEIB, qui relie toutes les composantes de notre organisme, sans aucune exclusive. C'est une immense connexion qui vibrera, instantanément, sous l'influence d'une entité étrange et immatérielle concoctée dans le secret de notre cerveau, l'émotion. Si le corps n'existait pas, nous ne saurions jamais que nous sommes le siège d'émotions. En effet, pour qu'elles deviennent réelles et perceptibles, elles ont besoin de se manifester dans le somatique. Encore une fois : pas de corps, pas d'émotions.

Le système PNEIB est l'interface, le pivot, entre le corps et l'esprit, qui permet cette expression. Cette action intracorporelle induit la maladie inconnue, la dystonie neurovégétative ou DNV, qui est la seule maladie émotionnelle vraie, traduction somatique de l'émotion. C'est dans le corps que nous ressentons la tristesse, la colère ou la joie, ce n'est pas dans la tête. Cela est tellement vrai que, si nous laissons notre corps toujours bloqué en position de colère, nous serons toujours en colère, et c'est valable pour toutes nos émotions. Mettons donc, grâce à la vitalothérapie et la méthode DREAM, notre corps en position joie et nous serons toujours dans la joie.

La DNV est à la base de toutes les autres pathologies, comme démontré tout au long de cet ouvrage Tous les messages en provenance de notre environnement et de notre psyché passent par l'« entonnoir » de l'hypothalamus, déclencheur de la réponse neurovégétative et de l'axe du stress, composants de la DNV. Si la prégnance émotionnelle se perpétue ou se fait plus forte, la DNV va nous mener à la maladie organique, car elle va activer davantage le système PNEIB et notamment sa composante endocrinienne et immunitaire, aggravant ainsi les dysfonctions organiques en sollicitant tant et plus le système orthosympathique. Nous passerons ainsi de la maladie fonctionnelle à la maladie d'organe.

La DNV va de plus, comme un fil d'Ariane, accompagner la maladie tout au long de son évolution ; nous avons montré que la plupart des signes cliniques des pathologies sont justement des signes de la DNV. C'est important car, vous l'avez compris, « on tombe malade pour guérir », et le potentiel de guérison réside dans la DNV qui peut, à tout moment, inverser la donne en activant la partie parasympathique du système neurovégétatif, signal de l'autoguérison. Le système PNEIB va alors relâcher son emprise sur l'organisme dans son ensemble, accentuant ainsi les processus de guérison, et par un effet de feed-back diminuer l'intensité de l'émotion « fabriquée » par le cerveau.

Croire que la guérison d'une maladie dépend de la suppression de ses symptômes est tout à fait étonnant en ce troisième millénaire. Croire que la guérison d'une maladie dépend de la prise exclusive d'un ou de plusieurs comprimés allopathiques est illusoire et uniquement bénéfique aux laboratoires qui nous maintiennent dans cette croyance. Si le terrain n'est ni régénéré ni rééquilibré et les vraies causes, dans la majorité des cas purement émotionnelles, non traitées, le recours de nouveau à la chimie à la moindre alerte ne fera qu'aggraver les choses et qu'entraîner le patient de plus en plus loin dans sa pathologie.

À part les situations d'urgence (accidents, états de choc, crises cardiaques, douleurs intolérables par exemple) qui peuvent justifier la chimie intensive, une médecine plus proche des gens et des lois naturelles a toute sa place. Et cela concerne plus de 80 % des pathologies. Quelles économies de temps, d'argent et d'effets secondaires ! Et quel bénéfice pour la santé et la société !

La vitalothérapie, puisque c'est d'elle qu'il s'agit, se propose donc, à travers sa méthode DREAM (Drainer-Régénérer-Équilibrer-Apprendre-Magnifier), de relancer les capacités naturelles d'autoguérison de l'organisme, afin de sortir de la maladie émotionnelle, la DNV, et de son cortège de signes fonctionnels et psychiques. Elle permet également d'aider à la guérison de la maladie organique : soit en soutien de la médecine classique, si l'atteinte est trop profonde, en aidant les remèdes allopathiques dans leur action (diminution des prises et des effets secondaires) ; soit à sa place, si les mécanismes d'autoguérison peuvent être encore activés efficacement.

La vitalothérapie est une médecine d'accompagnement du patient vers un nouvel équilibre de santé et de bien-être, dans la compréhension de son ancienne pathologie et la découverte de sa véritable personnalité. Il aura ainsi obtenu recul et relativisation des choses de la vie, afin que celles-ci et leur flot d'émotions n'engendrent pas comme par le passé DNV et maladies.

— Bonjour, docteur.

Absorbé, dans ma librairie préférée, par la lecture d'un ouvrage, je n'avais pas remarqué Sylvie qui s'était glissée à mon côté.

— Ah ! Sylvie ! Comment allez-vous ? Ça fait longtemps que je ne vous ai vue.

— C'est que je vais bien, notamment depuis que j'ai mis en pratique votre enseignement ; je suis plus à l'aise dans la vie et je suis moins speed. D'ailleurs j'ai obtenu un avancement.

— Bravo !

— De toute façon je vais venir vous revoir.

— Et pourquoi, puisque vous allez bien ?

— Parce que je suis de nouveau enceinte et que vous m'aviez dit pouvoir m'accompagner avec vos petites granules pour que ma grossesse et mon accouchement se passent bien.

— Bien sûr, ce sera avec plaisir. À bientôt donc.

N'ayez plus peur de la maladie. Vous savez maintenant que l'on tombe malade pour guérir et que cette guérison peut être aidée par une médecine respectueuse des mécanismes naturels d'autoguérison présents en vous. La maladie fait partie de la vie et la maladie inconnue, la DNV, permet un dialogue constant avec votre inconscient. Elle peut, avec son initiatrice qu'est l'émotion vous remettre à tout instant, à travers son apparition ou sa disparition, sur votre vrai chemin intérieur.

Épilogue

L'avenir est incontestablement aux médecines émotionnelles et énergétiques, ainsi que le propose la vitalothérapie.

La bonne médecine est celle qui a la connaissance de ce monde infiniment petit qui nous anime, à travers des régulations fines qui se produisent des milliards de fois à chaque seconde et à notre insu, grâce à une intelligence du corps qui nous dépasse et qui se nomme l'« autoguérison ». La bonne médecine est celle qui a compris que la maladie naît dans l'infiniment petit et que même lorsqu'elle se manifeste par des destructions d'organes ou des tumeurs diverses, elle garde ce fil d'Ariane qui la relie à l'infiniment petit. Ce fil d'Ariane, c'est la maladie inconnue, la DNV, première expression émotionnelle et énergétique de la pathologie, mais aussi des potentialités d'autoguérison de notre corps. La bonne médecine est celle qui respecte et aide ces mécanismes de l'infiniment petit, grâce à des traitements naturels qui les relancent et favorisent les relations corps-esprit.

Cette médecine de l'infiniment petit, c'est la vitalothérapie, et l'infiniment petit étant le domaine de la physique quantique, où tout ce qui se passe n'est en rien comparable au monde du visible, cela nous amène à dire que la vitalothérapie est la première médecine quantique. Loin du mode de penser actuel, elle est la médecine du futur.

Bibliographie

Académie de médecine traditionnelle chinoise (Pékin), *Précis d'acuponcture chinoise*, Saint-Jean-de-Braye, Dangles, 1992.

Ader R., Cohen N., « Psychoneuroimmunology », *Annual Review of Psychology*, 1993.

Alberts B., Bray D., Lewis J., Raff M., Roberts K., Watson J.D., *Biologie moléculaire de la cellule*, Paris, Flammarion, coll. « Médecine-Sciences », 1986.

Alcantara P. de, *La Technique Alexander. Principes et pratique*, Saint-Jean-de-Braye, Dangles, 1997.

André C., *Vivre heureux. Psychologie du bonheur*, Paris, Odile Jacob, 2003.

Armand J., Boucher L., *Le Secret des centenaires d'Okinawa*, Saint-Jean-de-Braye, Dangles, 2009.

Averill J.R., « Emotions are episodic dispositions, cognitive schemas, and transitory social roles. Steps towards an integrated theory of emotion », in D. Ozer, J.M. Healy, A. J. Steward (éd.), *Perspectives in Personnality*, London, Jessica Kinsley, vol. 3, p. 137-165.

Balint M., *Le Médecin, le Malade et la Maladie*, Paris, Payot, 1960.

Ballesteros D., « Homéopathie émotionnelle, principe de base », *Cahiers de biothérapie*, dossier « Neurologie du médecin praticien », n° 191, 2004, p. 20-24.

Ballesteros D., « Ennéagramme et homéopathie émotionnelle », 58e congrès national de printemps, F.S.M.H.F., La Rochelle, 2013.

Barrey J.F., Deporte P., *Vivre en cinq mouvements, entre Orient et Occident. Tradition et modernité*, Rouvray, éd. du Prieuré, 1994.

Barsky A.J., Borus J.F., « Functional somatic syndrom », *Annals of Internal Medicine*, n° 130, 1999, p. 910-921.

Bassaglia Y., *Biologie cellulaire*, 2e éd., Paris, Maloine, 2004.

Bauer J.A., *Fibromyalgie, en guérir c'est possible*, Paris, Guy Trédaniel, 2004.

Baumann F., *Burn-out, quand le travail rend malade*, 2e éd., Paris, Josette Lyon, 2007.

Belzung C., *Biologie des émotions*, Bruxelles, Éd. De Boeck, coll. « Neurosciences et cognition », 2007.

Bensabat S., *Le stress, c'est la vie !*, Paris, Fixot, 1989.

Ben-Shahar T., *Happier. Learn the secrets to daily joy and lasting fulfillment*, New York, Mc Graw Hill, 2007.

Bergeret C., Tétau M. *Précis de lithothérapie déchélatrice*, Paris, Maloine, 1984.

Bernstein A., *La Fin du stress. Le comprendre pour s'en libérer*, Québec, Éd. de l'homme, 2011.

Binet C., *Thérapeutique homéopathique*, 3e éd., Saint-Jean-de-Braye, Dangles, 1977.

Blotman F., Branco J., *La Fibromyalgie, la douleur au quotidien*, Toulouse, Privat, 2006.

Bochurberg C., *Une approche ostéopathique de l'angoisse*, Paris, Maloine,1988.

Boiron C., *L'Avenir de l'homéopathie*, Paris, Albin Michel, 2004.

Boisacq-Schepens N., Crommelinck M., *Neurosciences*, 4e éd., Dunod, 2004.

Bonne O. *et al.*, « A randomized, double-blind, placebo-controlled study of classical homeopathy in generalized anxiety disorder », *The Journal of Clinical Psychiatry*, n° 64(3), 2003, p. 282-287.

Bonnet W., *Halte au stress !*, Paris, Éd. de la Norière, 1990.

Bonneton A., *Les Miracles du sympathique*, Paris, Maloine, 1983.

Boukris S., *Ces médicaments qui nous rendent malades. Sauver des vies, faire des économies*, Paris, Cherche-Midi, 2009.

Boukris S., *La Fabrique de malades. Ces maladies qu'on nous invente*, Paris, Cherche-Midi, 2013.

Bourre J.-M., *Diététique du cerveau. La nouvelle donne*, Paris, Odile Jacob, 2003.

Bownds M. D., *La Biologie de l'esprit. Origines et structures de l'esprit, du cerveau et de la conscience*, Paris, Dunod, coll. « Masson sciences », 2001, p. 206-232.

Braga C., *Soulager la fibromyalgie grâce à l'homéopathie et aux médecines complémentaires*,

Aubagne, Quintessence, coll. « Santé pratique au quotidien », 2010.

Brenot P., *Les Mots de l'inhibition*, Le Bouscat, L'Esprit du temps, 1996.

Brussel S., Meyer R., *Le Corps guérisseur. Thérapie manuelle bioénergétique*, Paris, Dervy Poche, 2011.

Cambier J., Masson C. et M., Dehen H., *Neurologie*, 4e éd., Paris, Masson, 1982.

Caporossi R., *Le Système neurovégétatif et ses troubles fonctionnels*, Aix-en-Provence, Éd. de Verlaque, coll. « Ostéopathie », 1995.

Capra F., *La Toile de la vie. Une nouvelle interprétation des systèmes vivants*, Monaco, Éd. du Rocher, 2003.

Cathebras P., Rousset H., « Plainte fonctionnelle ou symptômes médicalement inexpliqués », in *Encyclopédie médico-chirurgicale-Psychiatrie*, 1998, 37, p. 405-420.

Chapouthier G., *Biologie de la mémoire*, Paris, Odile Jacob, 2006.

Chauchard P., *Les Messages de nos sens*, 5e éd., Paris, PUF, 1965.

Chauchard P., *L'Équilibre sympathique*, Paris, PUF, coll. « Que sais-je », 1967.

Chavelli M., *Réveillez l'énergie de vos chakras*, Monaco, Éd. du Rocher, 1996.

Chemouny B., *Soigner le stress par l'homéopathie et la phytothérapie*, Paris, Odile Jacob, 2012.

Chia M., *Énergie vitale et autoguérison*, 2e éd., Saint-Jean-de-Braye, Dangles, 1985.

Chia M. et M., *Éveillez l'énergie curative du Tao*, Paris, Guy Trédaniel, 1994.

Choffat F., *Hold-up sur la santé*, Saint-Julien-en-Genevois, Jouvence, 2005.

Coleman V. *Soignez-vous en utilisant les pouvoirs de votre corps*, Paris, JC Lattès, 1984.

Coquet M., *Les Çakras, l'anatomie occulte de l'homme*, Paris, Dervy-Livres, 1987.

Cornic A., *Stress et spasmophilie*, Paris, France Loisirs, 1985.

Cottraux J., *La Force avec soi. Pour une psychologie positive*, Paris, Odile Jacob, 2007.

Csikszentmihalyi M., *Mieux vivre en maîtrisant votre énergie psychique*, Paris, Robert Laffont, coll. « Réponses », 2005.

Csikszentmihalyi M., *Vivre. La psychologie du bonheur*, 2e éd., Paris, Robert Laffont, coll. « Réponses », 2004.

Cummings, N. A. N. Van den Bos, « The twenty year kaiser permanente experience with psychotherapy and medical utilization. Implications for national health policy and national health insurance », *Health Policy Quarterly*, n° 1 (2), 1981, p. 159-175 ; Kessler L. G., Cleary P. D. *et al.*, « Psychiatric disorders in primary care », *Archives of General Psychiatry*, n° 42, 1985, p. 583-590 ; MacParland B. H., Freeborn D. K. *et al.*, « Utilization patterns among long-term enrolles in a prepaid group practice health maintenance organization », *Medical Care*, vol. 23, 1985, p 1121-1233.

Curtay J.-P., *Nutrithérapie. Bases scientifiques et pratique médicale*, 3e éd., Embourg, Testez éditions, coll. « Nutridoc », 2006.

Curtay J.-P., *Okinawa. Un programme global pour mieux vivre*, Paris, Anne Carrière, 2006.

Curtay J.-P. *et al.*, *Fibromyalgie. Un programme global pour améliorer votre santé et renouer avec le bien-être*, Vergèze, Thierry Souccar éditions, 2011.

Damasio A., *L'Erreur de Descartes. La raison des émotions*, Paris, Odile Jacob, « coll. Sciences », 1995.

Damasio A., *Spinoza avait raison. Joie et tristesse, le cerveau des émotions*, Paris, Odile Jacob, « coll. Sciences », 2003.

Damasio A., *L'Autre Moi-même. Les nouvelles cartes du cerveau, de la conscience et des émotions*, Paris, Odile Jacob, coll. « Sciences », 2010.

Dantzer R., « Corrélats neuro-endocriniens des émotions », in *Les Aspects neuro-endocriniens des troubles de l'humeur*, Paris, Doin, Ardix Medical, 1995.

Dantzer R., *L'Illusion psychosomatique*, Paris, Odile Jacob, 1989.

Darche C., *Développer son intuition*, Paris, Eyrolles, 2009.

Davidson J.R.T *et al.*, « Homeopathic treatment of depression and anxiety », *Alternative Therapies in Health and Medicine*, n° 3(1), 1997, p. 46-49.

Day L., *Guide pratique de l'intuition*, Thônex, Vivez Soleil, 1998.

Delépine N., *La Face cachée des médicaments*, Paris, Michalon, 2011.

Denaud P., Pierrat D., *Le Programme Okinawa. Le secret de longévité*, Paris, Pocket Évolution, 2008.

Derveaux J.-L., *La Spasmophilie. Comment la recon-*

naître et la maîtriser, Saint-Jean-de-Braye, Dangles, 2000.

Desmichelle G., « La spasmophilie », *L'Homéopathie française*, n° 6, 1987, p. 341-346.

Desportes S., *L'Homme sous le ciel*, Paris, Gottschalk, 1986.

Despret V., *Ces émotions qui nous fabriquent. Ethnopsychologie des émotions*, Paris, Les Empêcheurs de penser en rond/Le Seuil, 2001.

Dicke E., Schliack H., Wolff A., *Thérapie manuelle des zones réflexes du tissu conjonctif. Bindegewebsmassage*, Paris, Maloine, 1980.

Douart J.-P., *L'Oligothérapie en pathologie fonctionnelle. Données scientifiques et cliniques*, Paris, Maloine, 1994.

Drauge P., « Dépression et quatrième âge : Baryta, Causticum, Arsenicum », *Cahiers de biothérapie*, dossier « La dépression », n° 215, 2009, p. 36-40.

Dubois T., Hansroul P., *Vivre l'émotion, retrouver l'énergie*, Bruxelles, Satas, 2006.

Dufour A., Festy D., *La Révolution des oméga 3*, Paris, Éd. Leduc.s, 2004.

Dufour A., *100 réflexes Okinawa, le meilleur régime au monde*, Paris, éd, Leduc.s, 2008.

Dufour D., *Les Barrages inutiles, ces pensées qui rendent malade*, Montréal, Éd. de l'homme, 2005.

Dufour D., *Accepter et vivre ses émotions. Vivre en harmonie pour être en bonne santé*, Paris, Pocket Évolution, 2011.

Edde G., *Manuel pratique de digitopuncture*, Saint-Jean-de-Braye, Dangles, 1981.

Ekman P., *Basic Emotion in Handbook of Cognition and Emotion*, New York, John Wiley, 1999.

Elbaz J.-P., « La dysneurotonie », in *Traité de gériatrie homéopathique*, Paris, Similia, 1994, p. 219-224.

Epelbaum J. *et al.*, *Neuropeptides et neuromédiateurs*, 2e éd., Paris, Éd. Inserm, 1995.

Epstein R.M, Quill T.E., McWhinney I.R, « Somatization reconsidered. Incorporating the patient's experience of illness », *Archives of Internal Medicine*, n° 159, 1999, p. 215-222.

Evelyn R., *Histoire de vie, histoire de corps*, Paris, Odile Jacob, 2007.

Even P., Debré B., *Les Leçons du Médiator. L'intégralité du rapport sur les médicaments*, Paris, Cherche-Midi, 2011.

Even P., Debré B., *Guide des 4000 médicaments utiles, inutiles ou dangereux*, Paris, Cherche-Midi, 2012.

Farrugia S., *Le Régime crétois, entre tradition et modernité*, Paris, Granger, 2006.

Fawcett Don W., Jensh R.P., *Histologie. L'essentiel*, Paris, Maloine, 2002.

Fédida P., *Des bienfaits de la dépression. Éloge de la psychothérapie*, Paris, Odile Jacob Poche, 2003.

Felten D., « A personnal perspective in psychoneuroinnunology », in *Psychoneuroimmunology*, 2e éd., Academic Press, San Diego, 1991.

Festy D., *Anti-oxydants, guide pratique. Vivre plus longtemps et se soigner*, Paris, Éd. Leduc.s, 2003.

Festy D., *Les probiotiques c'est magique !*, Paris, Éd. Leduc.s, 2005.

Fiammetti R., *Le Langage émotionnel du corps. L'approche somato-émotionnelle, chemin de libération*, Paris, Dervy, 2004.

Fischer R., Shapiro D., *Gérer ses émotions, c'est aussi tenir compte de celles des autres*, Paris, Robert Laffont, coll. « Réponses », 2008.

FitzGerald M.J.T., Folan-Curran J., *Neuro-anatomie clinique et neurosciences connexes*, Paris, Maloine, 2003

Frisch F., *Éléments de médecine psychosomatique pour infirmières*, Paris, Éd. du Centurion, 1976.

Gabarel B., Roques M., *Les Fasciae en médecine ostéopathique*, t. I, *Anatomo-physiologie*, Paris, Maloine, 1985.

Gaer Luce G., *Le Temps des corps. Rythmes biologiques et stress social*, Paris, Hachette Littératures, 1972.

Garibal G., *Émotions : mode d'emploi, amour, joie, tristesse, colère...*, Saint-Jean-de-Braye, Dangles, 2001.

Gayet B., Rossette Cazel A., *Les Clés de la nutrithérapie. Précis de nutrition orthomoléculaire*, La Penne-sur-Huveaune, Quintessence, 2002.

Gérard F., *Cancer, mon chemin de guérison. De la phase terminale à la guérison*, Escalquens, Arkhana Vox, 2001.

Gérard F., *Les 9 mots clés de la guérison*, Escalquens, Arkhana Vox, 2007.

Gérard F., *Être heureux... comment... ?*, Escalquens, Arkhana Vox, 2008.

Girard M., *Médicaments dangereux : à qui la faute ?*, Paris, Dangles, 2011.

Giraudet P., Faure A., Frot J.-C., *La Réaction inflammatoire. Physiopathologie et exploration clinique*, Paris, Vigot, 1984.

Goleman D., *L'Intelligence émotionnelle*, Paris, Robert Laffont, 1997.

Goleman D., *L'Intelligence émotionnelle*, t. 2, Paris, Robert Laffont, 1999.

Goleman D., *Surmonter les émotions destructrices. Un dialogue avec le dalaï-lama*, Paris, Robert Laffont, 2003.

Granet M., *La Pensée chinoise*, Paris, Albin Michel, coll. « Biblothèque de l'évolution de l'humanité », 1990.

Gray B., *L'Homéopathie enfin prouvée !*, Paris, Guy Trédaniel, 2002.

Graziani P., Swensen J., *Le Stress, émotions et stratégies d'adaptation*, Paris, Nathan Université, 2004.

Hachette J.-C., Lebert N., *La Médecine psychosomatique. Comment guérir le corps en soignant l'esprit*, Verviers, Nouvelles Éditions Marabout, 1979.

Hanson R., Mendius R., *Le Cerveau de Bouddha*, Paris, Éd. des Arènes, 2011.

Harper R. A., Ellis A., *L'Approche émotivo-rationnelle. Une nouvelle façon de vivre*, Montréal, Éd. de l'homme, 1992.

Horel S., *Les Médicamenteurs. Labos, médecins, pouvoirs publics : enquête sur les liaisons dangereuses*, Paris, Éd. du moment, 2010.

Jaffe D., *La guérison est en soi*, Paris, Robert Laffont, 1981.

Janssen T., *La Solution intérieure. Vers une nouvelle médecine du corps et de l'esprit*, Paris, Fayard, 2006.

Janssen T., *La maladie a-t-elle un sens ? Enquête au-delà des croyances*, Paris, Fayard, 2008.

Janssen T., *Le Défi positif. Une autre manière de parler du bonheur et de la bonne santé*, Paris, Les Liens qui libèrent, 2011.

Jeannerod M., *Le Cerveau intime*, Paris, Odile Jacob, coll. « Sciences », Cité des sciences et de l'industrie, 2002, p. 105-111.

Jourdan M., Vigne J., *Marcher, méditer*, Paris, Albin Michel, 1998.

Kayne S., « Homeopathy and anxiety », *Homeopathy*, n° 47(1), 1997, p. 14-15.

Keller P.-H., *Le Dialogue du corps et de l'esprit*, Paris, Odile Jacob, 2006.

Keller P.-H., *La Médecine psychosomatique en question. Le savoir du malade*, Paris, Odile Jacob, 1997.

Kespi J.-M., *L'Homme et ses symboles en médecine traditionnelle chinoise*, Paris, Albin Michel, 2002.

Laading I., *Les Cinq Saisons de l'énergie. La médecine chinoise au quotidien*, La Fresquière, Éd. DésIris, 1998.

Laborit H., *L'Inhibition de l'action*, Paris, Masson, 1980.

Lalo C., Solal P., *Le Livre noir du médicament*, Paris, Plon, 2011.

Lapid-Bogda G., *L'Ennéagramme. Se connaître pour réussir*, Issy-les-Moulinaux, Éd. ESF, coll. « Formation permanente », 2007.

Lapraz J.-C., Clermont-Tonnerre M.-L. de, *La Médecine personnalisée. Retrouver et garder la santé*, Paris, Odile Jacob, 2012.

La Rosa E., *Les Vendeurs de maladies*, Paris, Fayard, 2011.

Laurent D., *La Tradition et la Médecine chinoise*, Paris, Guy Trédaniel, 1997.

Lazorthes G., *Le Cerveau et l'Esprit*, Paris, Flammarion, 1982.

Ledoux J., *Neurobiologie de la personnalité*, Paris, Odile Jacob, coll. « Sciences », 2003.

Ledoux J., *Le Cerveau des émotions*, Paris, Odile Jacob, coll. « Sciences », 2005.

Lefèvre P., *Le Mal de vivre. La spasmophilie*, Paris, Nouvelle Société des éditions Encre, 1986.

Le Guide des plantes qui soignent. La phytothérapie à l'épreuve de la science, Issy-les-Moulineaux, Éd. Vidal, 2010.

Lehninger A.L., *Bioénergétique*, Paris, InterÉditions, 1978.

Lelors F., André C., *La Force des émotions, amour, colère, joie...*, Paris, Odile Jacob, 2001, p. 27-78, p. 109-145, p. 147-186, p. 269-313.

Lemoine P., *La détox, c'est la santé ! Pour une médecine plus écologique et moins chimique*, Paris, Robert Laffont, 2008.

Lernout H.M., Tétau M., *Comment soigner par les sels de Schussler et par les minéraux dilués et dynamisés*, Paris, Maloine, 1981.

Les Thérapeutiques du stress, Colloque les Entretiens de Monaco, Éd. du Rocher, 1988.

Lhoste J., *Le Grand Livre de la phytothérapie*, Paris, Michel Lafon, Conseil +, 1989.

Lôo P., Lôo H., Galinowski A., *Le Stress permanent. Réaction-adaptation aux aléas existentiels*, 3e éd.,

Paris, Masson, coll. « Médecine et psychothérapie », 2003.

Lorrain E., *100 questions sur la phytothérapie*, Paris, La Boétie, 2013.

Lowen A., *La Dépression nerveuse et le Corps*, Paris, Tchou, coll. « Le corps à vivre », 1980.

Lowen A., *La Peur de vivre*, Paris, Epi, 1983.

Médecine fonctionnelle, oligoéléments. Liaisons médicales, biologie, oligoéléments, actes de la réunion organisée par la *Revue de médecine fonctionnelle*, Paris, 1978.

Mergui A., *La Fatigue chronique ou fibromyalgie. La reconnaître, la combattre, la traiter*, Paris, Guy Trédaniel, 2007.

Michka, *La Spiruline. L'homme et la planète*, Chêne-Bourg, Georg Éditeur, 1990.

Millet F., Berger S., *Ma petite herboristerie anti-stress*, Paris, Marabout, 2011.

Millet F., Berger S., *Ma petite herboristerie anti-oxydants*, Paris, Marabout, 2011.

Millêtre B., *Réussir grâce à son intuition*, Paris, Payot Rivages, 2012.

Miranda C. de, *Un temps pour la méditation. Exercices pour tous les jours*, Paris, Flammarion, 2008.

Mizel S., Jaret P., *Notre corps se défend. Le système immunitaire de l'homme*, Paris, Payot, 1986.

Moreau A.l., Girier P., Figon S., Le Goaziou M.-F., Maslach C., Leitezr M.-P., *Burn out, le syndrome d'épuisement professionnel*, Paris, Les Arènes, 2011.

Muktananda S., *Méditer*, Paris, Guy Trédaniel-La Maisnie, 1987.

Muyard J.-P., *Pourquoi tombons-nous malades ? Pour une médecine de la personne*, Paris, Fayard, 2009.

Naudi C., Auxiron N. d', *Mon corps au pays des merveilles. Beauté et intelligence de l'anatomie humaine*, Paris, éd. Phidias, 2011.

Odoul M., *Dis-moi où tu as mal, je te dirai pourquoi. Les messages du corps sont les messages de l'âme*, 10e éd., Paris, Albin Michel, 2002.

Pacaud G., *Homéo Stress*, Paris, Hachette/Similia, coll. « Homéoguide », 1991.

Palmer H., *L'Ennéagramme. Pour mieux se connaître et comprendre les autres*, 3e éd., Chêne-Bourg, Vivez Soleil, 1996.

Paoletti S., *Les Fascias. Rôle des tissus dans la mécanique humaine*, 2e éd., Vannes, Sully, 2005.

Paul M. et P., *Le Chant sacré des énergies*, Sisteron, Présence, 1983.

Pellet J. *et al.*, *Introduction biologique à la psychologie*, Rosny, Bréal, coll. « Grand amphi », 1999.

Pelletier K.R, *La Médecine holistique, médecine totale du stress au bonheur de vivre*, Monaco, Éd. du Rocher, coll. « Équilibre », 1982.

Peters S, Mesters P., *Le Burn out. Comprendre et vaincre l'épuisement professionnel*, Paris, Robert Laffont, 2007.

Piët J.-F.-M. *et al.*, *Bindweefsel Massage*, Utrecht, Éd. De Tijdstroom,1993.

Pilard P., *Le Drainage ou la stimulation fonctionnelle spécifique en homéopathie et biothérapie*, Paris, Similia, 1988.

Pilkingson K., « Homeopathy for anxiete and anxiete

disorders. A systematic review of the research», *Homeopathy*, n° 95(3), 2006, p. 151-162.

Pilkingson K., «Complementary medecine for depression», *Expert Review of Neurotherapeutics*, n° 6(11), 2006, p. 1741-1751.

Pischinger A., *Le Système de la régulation de base. La matrice extra-cellulaire et sa régulation*, Bruxelles, Haug International, 1994.

Portal C., *Pour une médecine écologique*, Monaco, Alphée-Jean-Paul Bertrand, 2009.

Pospisil E., *Le Régime méditerranéen*, Paris, Vigot, 2000.

Purves D., Augustine G.J., Fitzpatrick D., Hall W.C., LaMantia A.-S., Mc Namara J.O., Williams S.M., *Neurosciences*, Bruxelles, Éd. De Boeck Université, 2005.

Rainville C., *Connaître le fonctionnement de mon corps pour guérir. Les outils thérapeutiques*, Montréal, Québecor, 2013.

Rajneesh O., *Le Livre des méditations*, Paris, Ronan Denniel, 1989.

Rapoport-Hubschman N., *Apprivoiser l'esprit, guérir le corps. Stress, émotions, santé*, Paris, Odile Jacob, 2012.

Reid D., *Le Tao de la détox*, Paris, Guy Trédaniel, 2011.

Repetto B., *Bienheureuse maladie. Comment dénouer les mémoires émotionnelles*, Paris, Dervy, 1995.

Ricard M., *L'Art de la méditation*, Paris, NiL, 2008.

Ricard M., «La méditation, engrais de la guérison», *Panorama du médecin*, n° 5129, 26 janvier 2009, p. 14-16.

Rimé B., *Le Partage social des émotions*, Paris, PUF, psychologie sociale, 2005, p. 43-66 et p. 68-84.

Rinpoché Lama Guendune, *Les Émotions*, Saint-Léon-sur-Vézère, Dzambala, 1991.

Rofidal J., *Do In*, Paris, Chiron, 1978.

Rollot F., *Le Grand Méchant Stress. Quelle vie voulez-vous vivre ?*, Québec, Éd. de l'homme, 2003.

Roques J., *Découvrir l'EMDR. Bouger les yeux pour guérir*, Paris, Marabout, 2011.

Rosenberg F., *Méditer, c'est se soigner*, Paris, Les Arènes, 2007.

Rousset H., service médecine interne CH Lyon-Sud, « Plaintes somatiques chroniques sans explication médicale », *Le Concours médical. Formation*, 5 novembre 2003, p. 1910-1914.

Rubinstein H., *Êtes-vous spasmophile ?*, Paris, Robert Laffont, 1981.

Rubinstein H., *Notre corps et ses crises. De A comme angoisse à T comme tétanie, quand notre corps nous alerte*, Paris, J.-C. Lattès, 2010.

Saldmann F., *Le Grand Ménage. Tout ce qu'il faut éliminer pour être en bonne santé*, Paris, Flammarion, 2008.

Sananès R., *Homéopathie et langage du corps*, Paris, Robert Laffont, coll. « Réponses/Santé », 1982.

Saradananda S., *L'Art de la respiration. Apprendre à bien respirer*, Paris, Le Courrier du livre, 2010.

Schwob M., *Lutter contre la fibromyalgie. Douleurs musculaires et fatigue chronique. Reconnaître et traiter une maladie invisible*, Paris, Robert Laffont, coll. « Réponses », 2011.

Seligman M., *S'épanouir. Pour un nouvel art du bonheur et du bien-être*, Paris, Belfond, 2013.

Sellam S., *Mon corps est malade, il serait temps que je parle*, vol. 1, *Le Déclenchement de la maladie. La conversion organique*, Saint-André-de-Sangonis, Bérangel, 2006.

Servan-Schreiber D., *Guérir le stress, l'anxiété et la dépression sans médicaments ni psychanalyse*, Paris, Robert Laffont, coll. « Réponses », 2003.

Servan-Schreiber D., *Notre corps aime la vérité. Chroniques 1999-2011*, Paris, Robert Laffont/ *Psychologies magazine*, 2012.

Shapiro D., *L'Intelligence du corps. Comprendre les émotions qui affectent notre santé*, 2e éd., Saint-Jean-de-Braye, Dangles, coll. « Psycho-soma », 1998.

Sharamon S., Baginski B.J., *Manuel des chakras. De la théorie à la pratique*, 5e éd., Paris, Médicis/ Entrelacs, 1991.

Sharpe M., Carson A.J., « Inexplicated somatic symptoms, functional syndrome and somatization : do we need a paradigm shift ? », *Ann. Intern. Med.*, n° 134, 2001, p. 926-930.

SIRIC (Société internationale de recherche interdisciplinaire sur la communication), *Allô... Moi ? Ici les autres. La vie quotidienne à la lumière du fonctionnement du cerveau*, Saint-Erme, Empirika, 1984.

SIRIC, *Alors survient la maladie. La vie quotidienne vue à la lumière du fonctionnement du cerveau*, Saint-Erme, Emperika, 1983.

Solano C., *Les Trois cerveaux sexuels. Entre pulsion, émotion et réflexion : comment vivre sa sexualité*, Paris, Robert Laffont, coll. « Réponses », 2010.

Spence D.S., « Day to day management of anxiety and depression », *British Homeopathic Journal*, n° 79(1), 1990, p. 39-44.

Steiner C., Perry P., *L'ABC des émotions. Développer son intelligence émotionnelle*, Paris, InterÉdition, nouv. présent., 2003.

Stret W., Kincaid-Colton C., « Le système endocrinien du cerveau », *Pour la science*, n° 219, 1996.

« Symptômes biomédicalement inexpliqués. Intérêt de l'approche globale en médecine générale », *La Revue du praticien. Médecine générale*, t. 18, n° 643, 1er mars 2004, p. 292-295.

Tempelhof S., *Fatigue chronique. Fibromyalgie*, Paris, Vigot, 2005.

Tenenbaum S., Laugero D., Cavé F., *L'Ennéagramme. Connaissance de soi et développement personnel*, 2e éd., Paris, InterÉditions, 2000.

Tétau M., *Nouvelles cliniques de gemmothérapie*, Paris, Similia, 1987.

Tétau M., « Les états dépressifs. Petites cliniques psychiatriques », *Cahiers de biothérapie*, n° 143, 1996, p. 51-54.

Thalman Y.-A., *La Psychologie positive : pour aller bien*, Paris, Odile Jacob, 2011.

Thomas-Lamottes P.J., *Et si la maladie n'était pas un hasard...*, Paris, Le Jardin des livres, référence, 2008.

Thurin J.M., Baumann N., *Stress, pathologies et immunité*, Paris, Flammarion, coll. « Médecine-Science », 2003.

Thust T.M., Schlett S., Détox, Paris, Vigot, 2006.

Tietze H.G., *Votre corps vous parle*, Montréal, Le Jour, 1989.

Timon A., *L'Équilibre rythmé*, Paris, Maisonneuve, 1980.

Travell Janet G., Simons David G., *Douleurs et troubles fonctionnels myofasciaux. Traité des points-détente musculaires*, t. 1 et 2, Bruxelles, Haug International, 1993.

Vachet P., *La Pensée qui guérit*, Paris, Grasset, 1960.

Vannier L., La Pratique de l'homéopathie, 5e éd., Paris, Doin, 1984.

Varlet P., *Ostéopathie somato-émotionnelle. Bases scientifiques et applications thérapeutiques*, Vannes, Sully, 2009.

Vergne E., *Régime crétois*, Paris, Hachette Pratique, 2006.

Vidall-Graff S. et C., *La colère : cette émotion mal aimée*, Bernex, Jouvence, 2007.

Vincent J.-D., *Biologie des passions*, Paris, Odile Jacob, Seuil, 1986.

Vincent J.-D., *Voyage extraordinaire au centre du cerveau*, Paris, Odile Jacob, 2007.

Voisin H., «Dystonie neurovégétative», in *Thérapeutique et répertoire homéopathiques du praticien*, Paris, Maloine, 1978, p. 308-310.

Voisin H., *Matière médicale du praticien homéopathe*, Paris, Maloine L.H.F, 1980.

Von Kanitz A., *Développer son intelligence émotionnelle, pour communiquer et mieux vivre*, Bruxelles, Ixelles, 2011.

Voss F., *La Fibromyalgie, questions-réponses. 15 témoignages*, Paris, Éd. du Dauphin, 2006.

Wauters A., *Le Livre des chakras. Découvrez les forces cachées qui sont en vous»*, Courbevoie, Soline, 2003.

Weill B., Batteux F., *Immunopathologie et réactions inflammatoires*, Bruxelles, Éd. De Boeck Université, coll. «Sciences médicales, série Laennec», 2003.

Wessely S., Nimnuan C., Sharpe M., «Functional somatic syndromes : one or many», *Lancet*, n° 354, 1999, p. 936-939.

Willem J.-P., *Les Secrets du régime crétois, un passeport pour vivre centenaire*, Paris, Marabout, 2008.

Remerciements

Il est toujours difficile de remercier tous ceux qui ont contribué à la naissance d'un livre, tant il est le fruit d'un nombre infini de convergences. Je m'excuse d'avance pour mes oublis éventuels.

Je voudrais tout d'abord remercier les éditions Robert Laffont pour la confiance apportée à mon manuscrit, envoyé tout simplement par la Poste, sans que je connaisse rien des us et coutumes de la profession. Je n'oublierai jamais le coup de téléphone de Nathalie Le Breton, directrice de la collection « Réponses », un matin de mai 2013, me parlant avec un tel enthousiasme de mon livre que j'ai cru, un bref instant, qu'elle s'était trompée de numéro et appelait un auteur reconnu. Je la remercie aussi pour ses corrections et remarques judicieuses qui ont enrichi le texte. Je n'oublie pas Aurélie Ouazan pour les réponses précises à mon questionnement et son travail attentif sur le manuscrit. Merci aussi à tous ceux qui, dans la maison d'édition, ont œuvré à la parution de ce livre.

Merci à ma femme, Françoise, pour ses conseils et son soutien pendant l'écriture. Merci à Céline, ma fille aînée, pour m'avoir aidé à vaincre tous les pièges de mon ordinateur, et ils ont été nombreux. Merci à Laurence, ma fille cadette, pour son aide, également, dans les arcanes de l'informatique et pour la création d'un site Internet digne de ce nom. Je n'oublie pas Agnès Petigny, ma collaboratrice, pour le déchiffrage des «hiéroglyphes» de la première version du livre écrite à la main et qu'elle a su transcrire sur mon ordinateur.

Je remercie mon ami Marc Évrard pour m'avoir mis en relation avec Marie Borrel, journaliste et collaboratrice de nombreux ouvrages de médecine alternative. Elle a accepté avec gentillesse de me lire et son avis assurant que mon livre était tout à fait publiable, m'a donné le courage d'envoyer mon manuscrit à une grande maison d'édition comme Robert Laffont, avec la suite que l'on sait. Pour cela je la remercie sincèrement. Sans oublier Anne-Claire Libeau et Dominique Vernin pour leur lecture également encourageante.

Merci au professeur honoraire Philippe Bagros, ancien chef de service au CHU de Tours et ancien professeur de néphrologie, d'avoir accordé une attention bienveillante à mon livre, pourtant loin des enseignements de la Faculté, et d'en avoir rédigé la préface.

Je remercie également les professionnels de santé (médecins, kinésithérapeutes, ostéopathes, sages-femmes ou infirmières) et tous les autres, amis ou patients, ayant assisté à mes différents enseignements. Ils m'ont poussé, par leur soif de connaître et par leurs questions pertinentes, à approfondir toujours plus loin mes recherches, ils ne sont pas étrangers à la rédaction de ce livre. Merci également à tous les patients qui m'ont fait confiance dans l'aventure de cette nouvelle médecine. Par leurs remarques et le retour très souvent positif de leur traitement, ils m'ont conforté dans la justesse de mon abord de la maladie et de la thérapeutique.

Merci enfin à tous ceux que je n'ai pas nommés, par oubli involontaire, je suis sûr qu'ils ne m'en voudront pas et qu'ils savent ce qu'ils m'ont apporté.

Si vous désirez vous tenir au courant des informations les plus récentes sur la Vitalothérapie et la dystonie neurovégétative, vous pouvez consulter le site www.daniel-ballesteros.com. Vous y trouverez également les dates et les lieux de mes colloques et conférences.

Table

La photocomposition de cet ouvrage
a été réalisée par
GRAPHIC HAINAUT
59163 Condé-sur-l'Escaut

Cet ouvrage a été imprimé en France par

CPI
BUSSIÈRE

à Saint-Amand-Montrond (Cher)
en janvier 2014

N° d'édition : 53525/01 – N° d'impression : 2006664
Dépôt légal : janvier 2014